解剖学的視点で解き明かす
女性骨盤手術

金尾祐之［著］

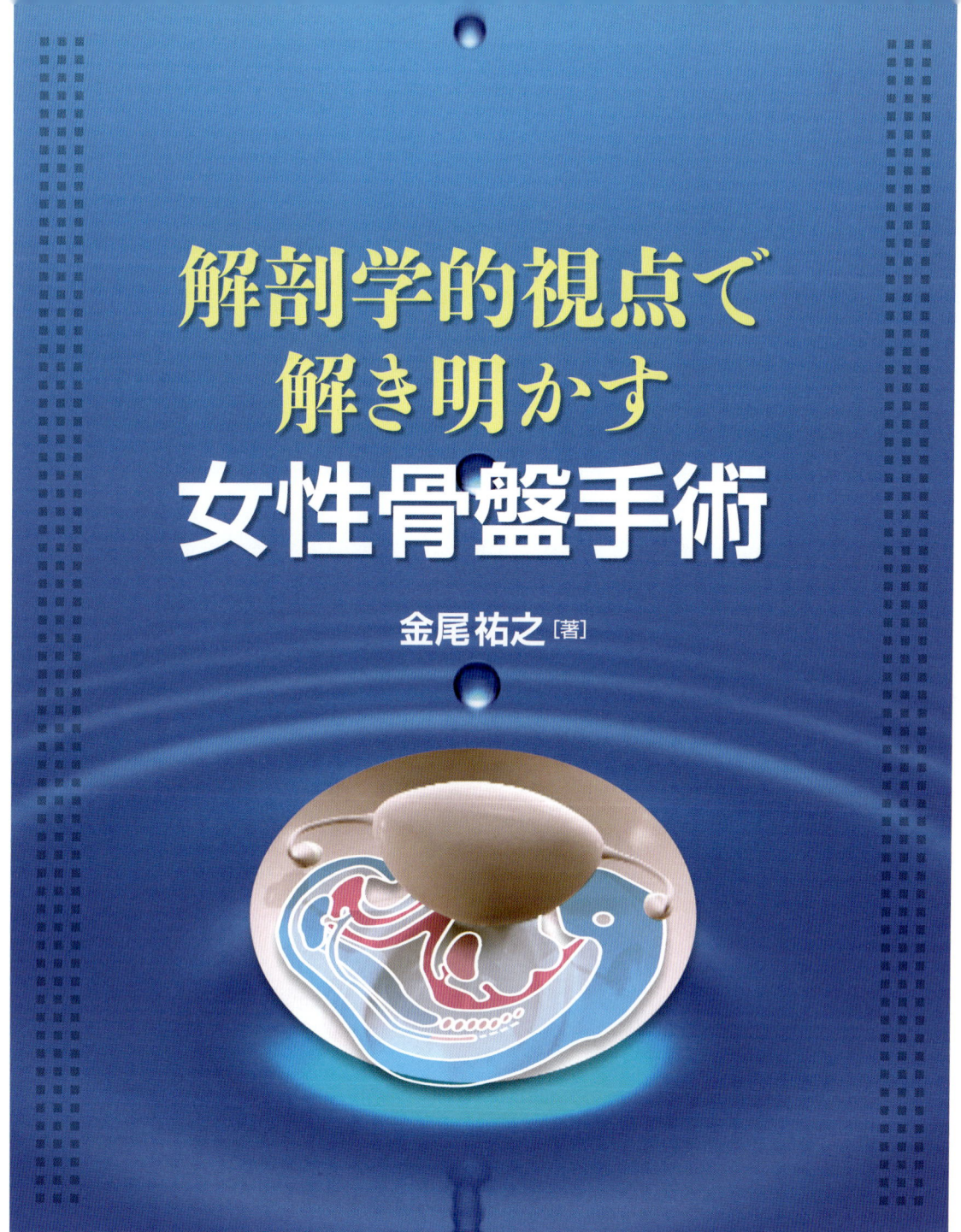

南江堂

序　文

「組織は空気で切れ」

　まだ研修医であった筆者に恩師である山嵜正人先生（当時大阪労災病院副院長）がよくおっしゃっていた言葉である．当時の自分はその言葉の意味を十分に理解できず，何となくの返事をしていたことを覚えている．

　あれから20年近い年月が過ぎ，今回骨盤解剖についてまとめる機会をいただいた．自分なりに勉強をして，自分なりの結論を本書で表現したつもりである．胎生期の発生に目を向けて膜の癒合などを論じたが，結局のところ，骨盤手術の肝は"いかに正確に剥離すべき層に進入すべきか"に尽きるように感じている．剥離すべき正しい層は目の細かい結合組織で形成される，いわゆる"あわあわの層"であり，この層に進入したとき，目の細かい結合組織が展開されるため，すーと空気が入る．このことを恩師は「空気で切る」と表現し，正しい層で剥離することを「組織は空気で切れ」と指導したのであろう．結局，研修医のときにすでに指導いただいていたことを本書はまとめたに過ぎない．

　ただ，婦人科癌に対し低侵襲手術全盛のこの時期に骨盤解剖をもう一度考えることは重要と感じている．触覚が低下する低侵襲手術において腫瘍の根治性を損なわない手術を完遂するためには，視覚情報の洗練，すなわち骨盤膜解剖の追究が必要不可欠と思われるためである．その意味で骨盤膜解剖についてこだわって執筆したつもりであり，本書が婦人科癌に対する低侵襲手術をこれから始めようとする方のお役に少しでも立てれば本当にうれしい限りである．

　2016年8月

金尾　祐之

目　次

第1章　安全に手術を行うための骨盤解剖の習得 ……………………………………………1

A．骨盤解剖の捉え方 ……………………………………………1
B．局所解剖学的視点から考える骨盤解剖〜立体構造を理解する〜 ……………………2
1. 骨盤解剖の理解の仕方 ……………………………………………2
C．骨盤内臓器の相互関係 ……………………………………………13
D．症例から復習する〜局所解剖学的視点から考える女性骨盤解剖〜 ……………………15
症例1：膣悪性黒色腫（pT4a N0 M0，ⅡB期） ……………………………………………15
症例2：外陰部の二次性Paget病（Pagetoid spread of internal malignancy：原発は直腸癌） ……17
症例3：再発子宮頸癌（1） ……………………………………………18
症例4：再発子宮頸癌（2） ……………………………………………23
【根治手術後化学療法抵抗性照射野内再発子宮頸癌に対する治療〜側方再発に対する手術療法について〜】 ……………………………………………27
E．胎生解剖に基づいた外科解剖学的視点から考える骨盤解剖〜膜のつながりを理解する〜 ……………………………………………29
1. はじめに ……………………………………………29
2. 後腹膜臓器の発生 ……………………………………………29
3. Modified Three Compartment Theory（MTCT） ……………………………………………31
4. 腎筋膜の発生 ……………………………………………32
5. 尿管周囲の膜構造 ……………………………………………33
6. 尿管板外側の膜と基靱帯との関係，"脱膜化" ……………………………………………34
7. すべての臓器が腸間膜を持つという発想 ……………………………………………37
8. 筆者が考える骨盤膜解剖とは ……………………………………………38

第2章　解剖学に基づいた腹腔鏡下神経温存広汎子宮全摘術 ……………………………41

A．必要な手術器具について ……………………………………………41
1. スコープ ……………………………………………41
2. カメラシステム ……………………………………………41
3. エネルギーデバイス ……………………………………………41
4. ヘモクリップ ……………………………………………41
5. トロックスガーゼ ……………………………………………41
6. 血管テープ，直針2-0プロリン ……………………………………………42
7. 鉗子 ……………………………………………42
B．膣カフの形成 ……………………………………………42
C．体位，トロッカー配置 ……………………………………………43
D．暫定的腔の展開 ……………………………………………44

- E．後膣円蓋への操作ポートの追加 …… 44
- F．骨盤内リンパ節郭清 …… 45
    1. 大腰筋（腸腰筋）と外腸骨血管の間の展開 …… 45
    2. リンパ節の上端（総腸骨節）のクリッピング，切断 …… 45
    3. 尾側リンパ節［鼠径上節（大腿上節）］のクリッピング，切断 …… 47
    4. リンパ節の外腸骨節の血管からの分離 …… 47
    5. 閉鎖リンパ節の郭清 …… 47
    6. 仙骨節，総腸骨節，内腸骨節の郭清 …… 47
- G．上部靱帯の切断 …… 50
- H．子宮の把持 …… 50
- I．尿管周囲の脱膜化 …… 52
    1. 尿管板内側の膜（下腹神経前筋膜）と尿管内側の基靱帯血管鞘との癒合筋膜の脱膜化＝尿管トンネル内側の開放 …… 52
    2. 尿管板外側の膜の脱膜化 …… 53
- J．膀胱子宮靱帯前層の切断 …… 56
- K．基靱帯の切離 …… 57
- L．子宮膀胱靱帯後層の切離 …… 59
    1. 膀胱側腔展開時に内側の脂肪組織をしっかり摘出する …… 59
    2. 膀胱子宮靱帯後層を裏打ちする膜構造を"脱膜化"する …… 59
- M．直腸剥離，仙骨子宮靱帯/直腸子宮靱帯/直腸膣靱帯の切開 …… 60
- N．膣切開 …… 61
- O．摘出物の回収 …… 61
- P．手術終了 …… 61
- Q．子宮腸間膜理論に基づいた術式の開発 …… 63
    1. 概要 …… 63
    2. はじめに …… 63
    3. 子宮頸癌根治術における広間膜後葉ならびに仙骨子宮靱帯広汎切除の意義 …… 63
    4. 仙骨子宮靱帯広汎切除術に必要な解剖とその手技 …… 66
- R．まとめ …… 69

第3章　FAQコーナー：骨盤臓器手術に関する疑問に解剖学的視点からお答えします …71

- Q1：トロッカーはどの位置（配置）に立てているのですか？　また，筋腫などに対して腹腔鏡下子宮全摘術（TLH）を行う場合，大きさなどでトロッカーの位置を変えていますか？ …… 71
- Q2：どんなエネルギーデバイスを使っていますか？　また，どのような使い分けをしていますか？ …… 72
- Q3：腹腔鏡下単純子宮全摘術の施行時，前方アプローチにて子宮動脈，尿管をうまく同定できません．どうしたらいいですか？ …… 72
- Q4：基靱帯をうまく切り下げることができません．どうしたらいいですか？ …… 74
- Q5：膣管の切開がうまくいきません．すごく時間がかかったり，出血したりします．どうしたらうまくできますか？ …… 74

Q6：子宮内膜症による癒着でダグラス窩が閉鎖しているとき，どのようにしたら直腸を安全に剥離できますか？ ……………………………………………………………………………………………………75

Q7：難しい解剖はよくわかりません．結局，解剖なんてわからなくても手術が安全にできればいいのではないでしょうか？　誰でも安全にTLHができる方法ってないのですか？ ………………………79

Q8：どのようなトレーニングをして，どのように適応拡大をしていけば腹腔鏡下手術を安全に習得できますか？ ………………………………………………………………………………………………81

第4章　腹腔鏡下縫合結紮 ………………………………………………………………………83

A．縫合のコツ ………………………………………………………………………………83
1. 正しい角度とは ………………………………………………………………………84
2. 正しい角度で針を把持するためには …………………………………………………84
3. 実際の手順 ……………………………………………………………………………84
4. 縫合針の腹腔内への挿入方法 …………………………………………………………86

B．結紮のコツ ………………………………………………………………………………88
1. C-loop法 ………………………………………………………………………………88
2. P-loop法 ………………………………………………………………………………89
3. 用語解説 ………………………………………………………………………………90

C．縫合結紮が有用な場面 ……………………………………………………………………91

1 安全に手術を行うための骨盤解剖の習得

　手術を安全に施行するためには，解剖の熟知が必要であることは言うまでもない．我々が対象とする女性骨盤の解剖を正確に理解するためには平面的な理解では不十分であり，立体的に構造物を配置し，その相互関係を理解する必要がある．そして骨盤臓器の真の相互関係を理解するためには局所解剖学的視点のみではなく，外科解剖学的視点に立つ必要がある．

A 骨盤解剖の捉え方

　女性骨盤解剖を考える場合，生体にできるだけ近い状態での剖出をもとに血管，神経，骨，臓器などを観察する局所解剖学と，手術を安全に施行するための理論的解剖学である外科解剖学とは明確に分ける必要がある．
　局所解剖学は一般の解剖学の教科書で解説されるものであり，使われる用語，対象臓器は統一されており，混乱を感じることはない．一方，外科解剖学は理論的解剖学であり，手術操作によって生じるartifact（局所解剖学では用語を持たない構造物）にも手術を施行するうえで必要であるならば解剖学的用語を与える場合がある．たとえば，広汎子宮全摘術を施行する際，尿管板（＝mesoureter）と広間膜後葉との間につくられる岡林の直腸側腔は婦人科独特の用語であり，同じく骨盤を扱う外科や泌尿器科との共通の解剖学的用語ではない．外科解剖学ではこのような理由で各科手術に特有の構造物，用語が生まれ，混乱が生じる原因となっている．
　そのため女性骨盤解剖を理解するうえで，この構造物は局所解剖学的に考えるべきか，外科解剖学的に考えるべきかを明確に意識する必要がある．このような背景から，本書では局所解剖学的視点と外科解剖学的視点に明確に分類して女性骨盤解剖を解説したい．
　さて，「概念的には何となく理解できるが，局所解剖学的知識と外科解剖学的知識はどのように使い分けるべきか具体的に説明を」と考える方も多いであろう．
　実際の手術を安全に行ううえでは，
　①"解剖学的にはここには○○があるはずだから丁寧に剥離しよう"といった操作の根拠となる解剖学．すなわち「知識があることで見えていないものを予想することができる」解剖学．
　②"尿管はこの膜構造を破れば剥離できる"といった操作の根拠となる解剖学．すなわち「知識があることで見えているものを正しい層で剥離，分離することができる」解剖学．
　この2つの解剖学的視点が必要であると筆者は考える．①が局所解剖学にあたり，②が外科解剖学にあたると考えればよい．本書ではこのような視点で解説を行うこととする．理解していただけたであろうか？　本書の根幹にかかわるため誤解がないようにしていただきたい．
　さて話は少しそれるが，手術の達人と呼ばれる者の手術と一般の手術の違いはなぜ起こるのであろうか？
　術者にとって解剖の教科書から得ることができる局所解剖学的知識は習得すべき必要最低限の知識であり，この知識なくして安全に手術を行うことはできないであろう．そして，局所解剖学的解説を行った本は数多く存在し，術者間での知識差はほとんどないと思われる．ところが二次元の媒体である本からは局所解剖学的構築物の立体的位置関係を正確に把握することが難しく，そのために手術が難航した経験はないであろうか？　特に骨盤内の立体構築は複雑である．ところが手術の達人は間違いなく骨盤内臓器の立体的位置感覚が優れており，正確な立体的相互関係を理解している（たとえば腹腔内からの切除ラインと会陰からの切除ラインがずれることがない）．
　さらに外科解剖学的知識ではその差は明確になる．たとえば腹腔鏡下子宮全摘術（TLH）を行う場合，一瞬で尿管や子宮動脈を同定するビデオを見た経験がある方は多いであろう．その動きは外科解剖学に裏付けされたものであるが（尿管は腹膜下筋膜に包まれるため腹膜下筋膜を広間膜後葉より分離し，たどっていけば必ず同定可能である…（後述）），膜解剖を理解できていない者がみると，その手術操作は手品のようにみえ"神業"と表現

第1章 安全に手術を行うための骨盤解剖の習得

されるのではなかろうか？ 特に我々婦人科医が扱う女性骨盤は膜が複雑に絡んでいるため，多くの操作で膜解剖（外科解剖学）の理解が重要になる．

すなわち達人の手術に必要な解剖学は，

「立体的相互関係が理解できる局所解剖学と骨盤内臓器を包む膜の連続性を理解するための外科解剖学」とまとめることができると思う．

到達目標は明確になった．では解説を始めようと思う．

B 局所解剖学的視点から考える骨盤解剖〜立体構造を理解する〜

局所解剖を解説した教科書は非常に多い．ただし，それらの教科書を読んでどれほどの方が骨盤内の立体構築を正確に把握しているであろうか？ 筆者にとっては骨盤内の立体構築を理解することは非常に困難であった．本章では世の中の数ある解剖の教科書をもとに，いままで骨盤解剖に苦手意識を持った方を対象に筆者なりの理解の仕方をまとめてみた．あくまで理解の仕方を解説したのみであり，細かい骨盤解剖については成書を参照していただきたい．また，すでに骨盤の局所解剖学に精通した方は本章を読み飛ばしていただきたい．

1．骨盤解剖の理解の仕方

図1は解剖書によく見られる骨盤解剖の図である．この図で骨盤解剖を正確に理解できる人はどれだけいるであろうか？ また仮にこの図を完璧に記憶したとしても，どの程度実際の手術に有用な解剖学となるであろうか？

女性骨盤解剖を正確に捉え，手術に有用なものとするためには，「骨盤壁構造を骨盤内臓器をおさめる容器として捉え，その容器のなかに骨盤内臓器をおさめる．そして容器の立体構造を局所解剖学的視点から，容器のなかにおさめた骨盤内臓器の膜のつながりを外科解剖学的視点から理解する」ことが必要である．

まず本章では骨盤壁の基本構造（容器の構造）を局所解剖学的視点から解説する．ただ一気に骨盤壁の構造を

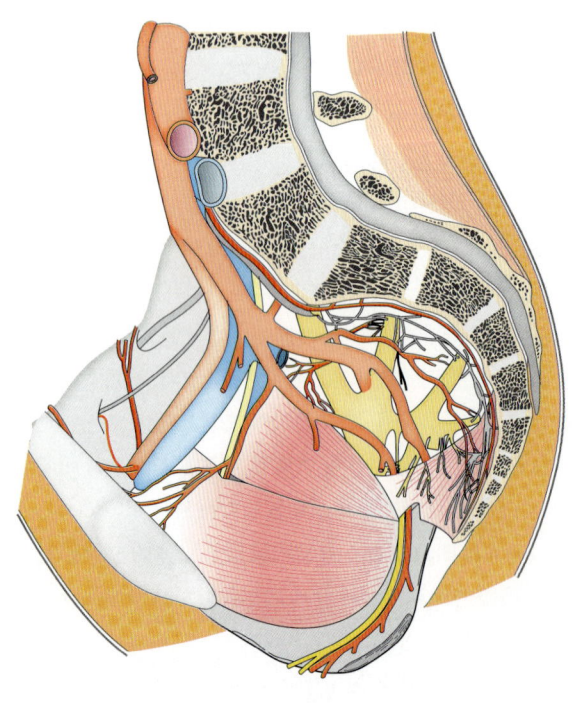
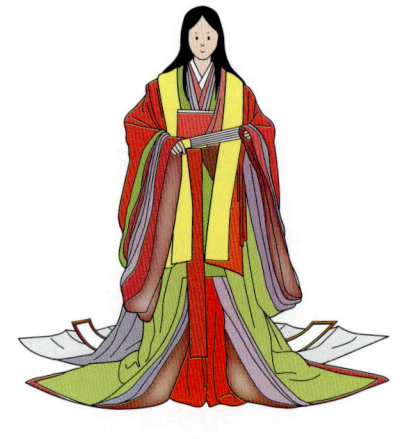

a. b.

図1 よくみられる骨盤解剖の図
女性骨盤の構造（a）は何層かのレイヤーが重なり合って構成されており，その様子は十二単の構成（b）と酷似していると考える．
（a：Clemente Anatomy: A Regional Atlas of the Human Body, 4th Ed より改変）

理解しようとしても，ややこしくて頭に入らない．そこで骨盤という容器を，

　①骨盤の側面構造
　②骨盤の底面構造
　③骨盤壁に沿う脈管（血管，神経）の構造
　④骨盤内臓器の相互関係（膜の連続性などは次章の外科解剖の章に譲る）

に分け整理することで，骨盤の壁構造を立体的に理解することが容易になる．

（この分類の仕方は「イラストレイテッド外科手術—膜の解剖からみた術式のポイント（第3版）」を参照している．また，本章で使われる数点の図はその著者である篠原尚先生のご好意にて参照，改変させていただいたものである）

　　注）イメージとしては女性骨盤の局所解剖は十二単様の構造をしている．全体を一気に理解しようとすると様々に重なり合う構造のため理解できない．十二単の一枚一枚の羽衣の重なり合いについてこの書で解説するといったイメージで捉えていただきたい．十二単の一枚一枚の羽衣の詳細な構造（詳細な血管，神経の構造など）は成書で確認していただきたい．

a. 骨盤壁の側面構造

図2は骨盤壁の側面の最深部にあたる骨と靱帯の構造を表したものである．ここでは坐骨棘を中心に広がる2つの孔（骨盤外との連絡孔）に注目する．仙骨と坐骨棘を結ぶ仙棘靱帯より上方が大坐骨孔，仙骨と坐骨結節を結ぶ仙結節靱帯と仙棘靱帯との間が小坐骨孔にあたる．あくまで理解を助けるイメージであるが，大坐骨孔が骨盤内から骨盤外へ神経や血管が出る出口に，小坐骨孔が骨盤外から骨盤内（厳密には坐骨直腸窩）にそれらが入る入り口に相当する（小坐骨孔周囲の解剖については次項を参照のこと）．

このように骨盤壁側壁は骨盤内外の連絡孔が存在するといった認識が重要であり，その出入り口の中心に坐骨棘が存在する．そして骨盤底面との境界となる肛門挙筋腱弓も坐骨棘に付着することから，「骨盤壁の側面の中心は坐骨棘である」というイメージを持つと理解しやすい．

　　注）骨盤側壁に骨盤内外の神経，血管の出入り口が存在するといった概念は重要である．骨盤壁に手術操作が及ぶような手技の場合，腹腔内からアプローチできる限界が大坐骨孔までとなるといった大原則が理解できるためである．大坐骨孔付近で血管の引き抜き損傷が生じた場合，大坐骨孔から骨盤外（坐骨直腸窩付近）を展開し，止血することは極めて困難である．そのために大坐骨孔（骨盤内からの出口）付近の操作は慎重に行う必要がある．

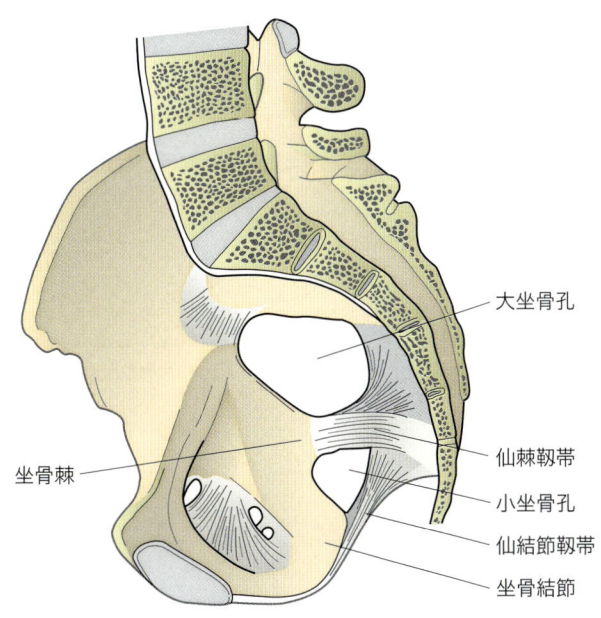

図2　骨盤側面の骨と靱帯の構造
（Clemente Anatomy: A Regional Atlas of the Human Body, 4th Ed より改変）

注）肛門挙筋が付着する恥骨と坐骨棘の間に存在する閉鎖筋膜内の肥厚部は肛門挙筋腱弓（tendinous arch of levator ani）であり，のちに解説する骨盤筋膜腱弓（tendinous arch of pelvic fascia）とは別物である．しかし，多くの教科書で肛門筋膜腱弓と骨盤筋膜腱弓は同一のものとして扱われている．用語の問題であるので定義によって異なるのかもしれない．ここでは明確に両者を区別したい．重要なことは骨盤内には2つの腱弓が存在するという事実である．つまり肛門挙筋が付着する内閉鎖筋膜肥厚部（側壁構成筋肉と底面構成筋肉（肛門挙筋）を分ける境目（図4参照））と壁側骨盤筋膜と臓側骨盤筋膜が骨盤底で連続し肥厚した部分の2つである．ここでは前者を肛門挙筋腱弓，後者を骨盤筋膜腱弓と定義する（しかし，多くの本で内閉鎖筋筋膜肥厚部（恥骨と坐骨棘を結ぶ腱）が骨盤筋膜腱弓と表現されている）．

続いてこの骨，靱帯の構造に次のレイヤー（十二単の次の羽衣）にあたる筋肉を付ける（図3，図4）．

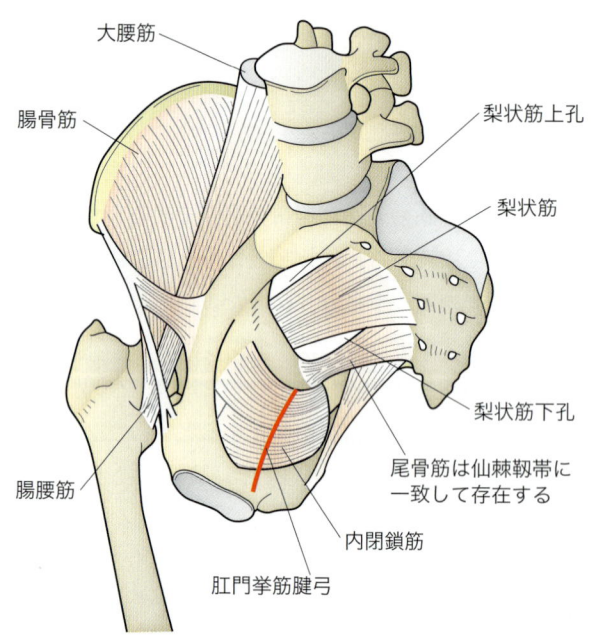

図3 骨盤側面の筋肉の構造
（イラストレイテッド外科手術―膜の解剖からみた術式のポイント，第3版，医学書院より改変）

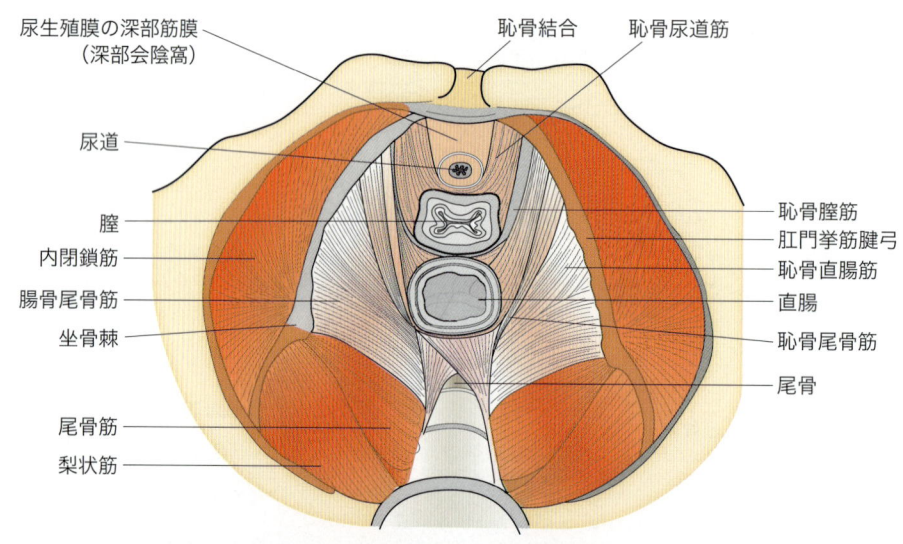

図4 骨盤壁側面と底面を構成する筋群
赤色で色づけされた部位が側面の筋群にあたる（赤色以外が骨盤底面となる）．
肛門挙筋は恥骨直腸筋，恥骨尾骨筋，腸骨尾骨筋の総称である．
（産婦人科手術のための解剖学，メジカルビュー社より改変）

内閉鎖筋：恥骨と坐骨棘を結ぶ内閉鎖筋筋膜肥厚部が肛門挙筋腱弓であり，次に述べる肛門挙筋の起始部となる（すなわち肛門挙筋腱弓は骨盤側面と底面の境界となる）．内閉鎖筋は後方では収束して腱となり小坐骨孔を通り（Alcock管に連続し（のちに解説）），大転子に付着する．

　梨状筋：梨状筋によって大坐骨孔は梨状筋上孔，下孔の2つに分けられる（梨状筋は血管，神経の骨盤外への出口を2つに分ける構造物である．そのため，梨状筋は骨盤内の血管，神経と解剖学的に近接しており，骨盤壁に及ぶ手術では梨状筋を意識する操作が多くなる．骨盤壁の手術においては非常に重要な解剖学的ランドマークとなる（のちの章を参照のこと））．

　腸腰筋：大腰筋と腸骨筋からなる．我々が一般的に腸腰筋と呼んでいる部位は大腰筋にあたる．

　尾骨筋：仙棘靱帯とほぼ同位置に存在する（尾骨筋は側面と底面の境にあるため，底面の構造物として記載されているものも多い．ここでも尾骨筋は骨盤側面，底面両方の構造物として記載している）．

　骨盤側面を構成する筋肉のなかでは，梨状筋の構造，位置を理解することが極めて重要である．

b．骨盤壁の底面構造

　骨盤底は骨盤隔膜（pelvic diaphragm）によって形成される．骨盤隔膜は肛門挙筋（恥骨直腸筋，恥骨尾骨筋，腸骨尾骨筋），尾骨筋ならびにその筋膜によって構成される．

　さて，ここでは骨盤底の構造を理解することが重要となる．

婦人科医にとっての骨盤底は骨盤底ではない？！

　婦人科医にとって最も骨盤底を意識する手術は広汎子宮全摘術ではないであろうか？　「膀胱側腔，直腸側腔をしっかり骨盤底まで展開し，基靱帯を骨盤底で切断する」イメージを持っている方も少なからずいるのではないか？　詳しくはのちの章で解説するが，一般に広汎子宮全摘術を行うためには膀胱側腔は内閉鎖筋，直腸側腔は梨状筋まで剝離すれば十分である．基靱帯血管が内腸骨血管と連続し，その内腸骨血管が坐骨棘付近で梨状筋下孔から骨盤外に出ることを考えてみても，基靱帯の底が坐骨棘付近であることが容易に理解される．つまり，坐骨棘まで展開されれば広汎子宮全摘術を行うことは十分可能である．内閉鎖筋も梨状筋も骨盤側面を構成する筋肉群であり，婦人科医にとっての骨盤底は骨盤側面に相当すると思われる．

　では真の（？）骨盤底はどこであろうか？　一般には肛門挙筋（恥骨尾骨筋，恥骨直腸筋，腸骨尾骨筋）が腹側からアプローチした場合の最底部にあたると考えられる．確かに骨盤隔膜は肛門挙筋ならびに尾骨筋によって構成されると定義した．では広汎外陰切除を行うときに視認できる尿生殖隔膜と骨盤隔膜の関係はどのようになっているのか？　ここを理解しなければ真の（？）骨盤底の理解にはならないと思われる．

　図5を見てほしい．これは骨盤底を解説した図であるが，この図を見れば肛門挙筋は肛門挙筋腱弓に付着し，会陰のすぐ裏に存在する尿生殖隔膜は恥骨下枝に付着することが理解できる．つまり，骨盤底は一部（会陰体より恥骨側）で二重構造になっており，肛門挙筋より尾側には空間（図5の★）が存在することが理解できる．その空間が坐骨直腸窩であり，脂肪組織が充填されたスペースである．のちの章で解説するが，骨盤内臓全摘術を施行する場合，腹腔からのアプローチにて肛門挙筋まで剝離していても，経会陰アプローチとの切除ラインを一致させることが困難な理由は，その間に坐骨直腸窩という広大なスペースが存在するためであることに気が付かれたと思う．

　ここがわかれば骨盤底の構造は理解したこととなる．あとは構成筋肉群の各論である．

　恥骨と坐骨棘とを結ぶ肛門挙筋腱弓に肛門挙筋（恥骨尾骨筋，恥骨直腸筋，腸骨尾骨筋）が付着する．すなわち，肛門挙筋腱弓，仙棘靱帯に囲まれた部分（筋肉に着目すれば内閉鎖筋，尾骨筋の内側）が骨盤底となるスペースである（図4）．

　肛門挙筋のなかで恥骨尾骨筋が最も腹側に存在する．そのため肛門挙筋を穿破し坐骨直腸窩に腹腔内から到達する場合，解剖学的ランドマークは恥骨尾骨筋となる．恥骨尾骨筋の外側線維は尾骨に付着し，内側線維は対側の恥骨尾骨筋の筋線維と癒合し，腱板を形成する．この腱板が肛門尾骨腱（anococcygeal ligament）である．

　腹腔内から恥骨尾骨筋を切開し，坐骨直腸窩に到達しこのスペースを展開した場合，直腸後面に靱帯様の組

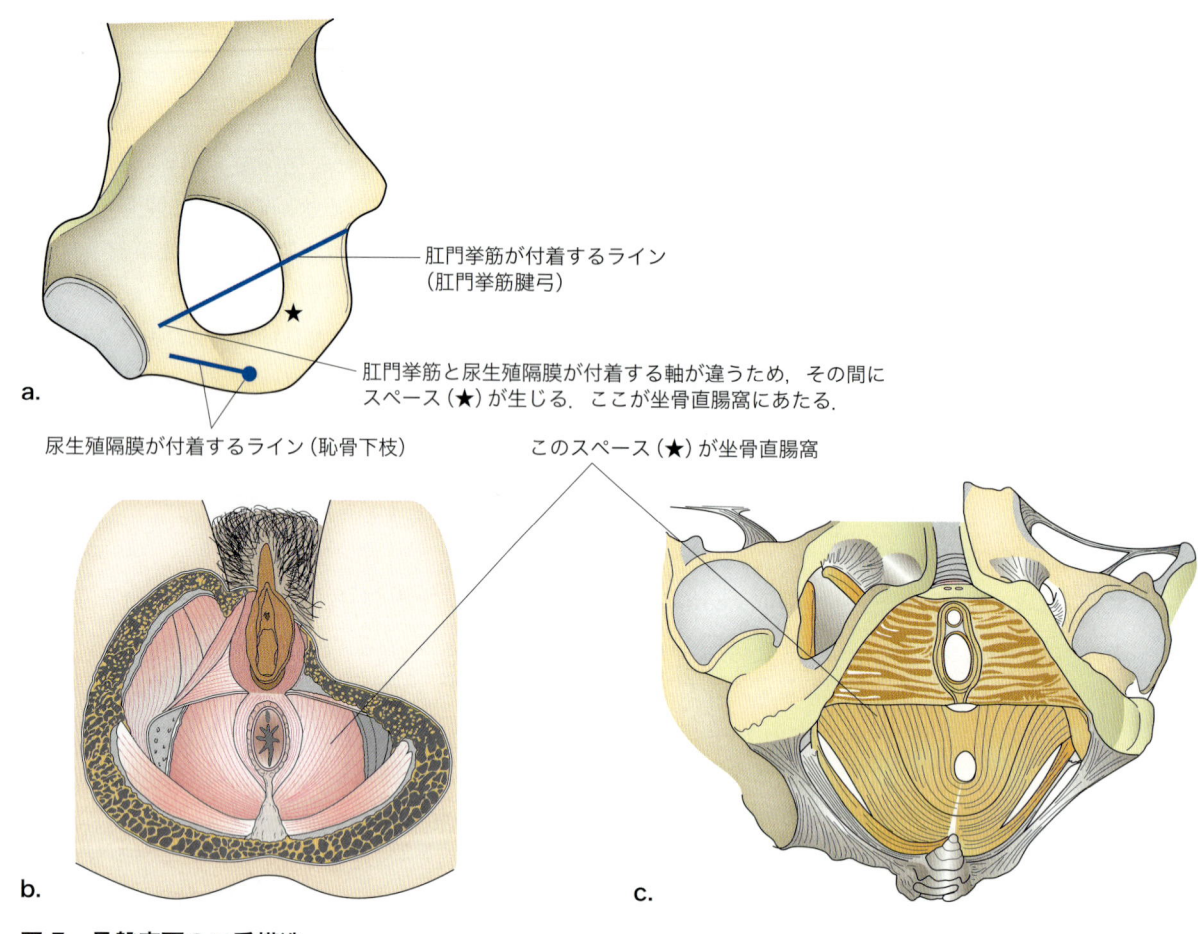

図5　骨盤底面の二重構造
(Clemente Anatomy: A Regional Atlas of the Human Body, 4th Ed より改変)

織が残存するが，これは左右の恥骨尾骨筋の内側線維が癒合した肛門尾骨腱に相当することが理解できる．肛門尾骨腱を切開すれば左右に展開された坐骨直腸窩がつながり，直腸周囲に広いスペースが展開される（図27参照）．

　梨状筋下孔から骨盤外に出た内陰部血管，神経は坐骨棘周囲を回旋し，小坐骨孔から再び骨盤内に入り，Alcock管（陰部神経管）内を走行し，坐骨直腸窩のスペースを横切り外陰部などに到達する経路をたどる．そのため，骨盤臓器脱（pelvic organ prolapse：POP）に対して行われるSSLF（sacrospinous ligament fixation）の操作においては，Alcock管周囲の血管，神経を損傷しないように留意すべきであることが理解できる（図6）．ちなみに内閉鎖筋の項で「内閉鎖筋は後方では収束して腱となり，小坐骨孔を通り，大転子に付着する」と説明したが，小坐骨孔を通過した内閉鎖筋筋膜由来の腱はAlcock管（陰部神経管）を形成することに注目してほしい．

c．骨盤壁に沿う脈管（血管，神経）の構造

1）血管（図7）

　骨盤壁を沿う血管系で我々の手術において関連の深い内腸骨血管系を解説する．詳しくは成書で確認してほしい．

　内腸骨後枝：上殿血管が最大の枝．梨状筋上孔から骨盤外に出て殿部に分布．上殿血管は実際の手術で認識できるようにしたい．超広汎子宮全摘術など内腸骨血管本幹を処理する手術においては上殿血管分離後に内腸骨血管を切断するためである．

　内腸骨前枝：閉鎖血管，基靱帯血管など分枝したのちに，下殿，内陰部血管は時として共同管を形成，それらは坐骨棘を回旋する形で梨状筋下孔から骨盤外に出る．そののち内陰部血管は陰部神経とともに坐骨直腸窩を走行し，下直腸血管などの枝を出す．内陰部血管，陰部神経などが走行する筋膜性の管がAlcock管（陰部神

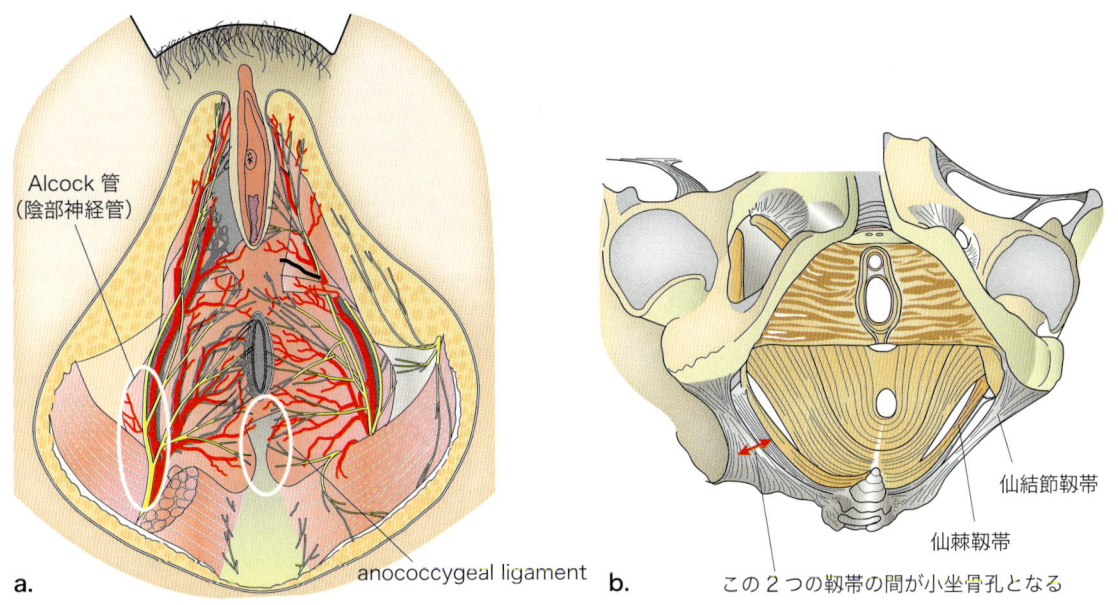

図6　内陰部血管，神経の走行
Alcock管（陰部神経管），坐骨直腸窩を走行したのちに外陰部に到達する．
（Clemente Anatomy: A Regional Atlas of the Human Body, 4th Ed より改変）

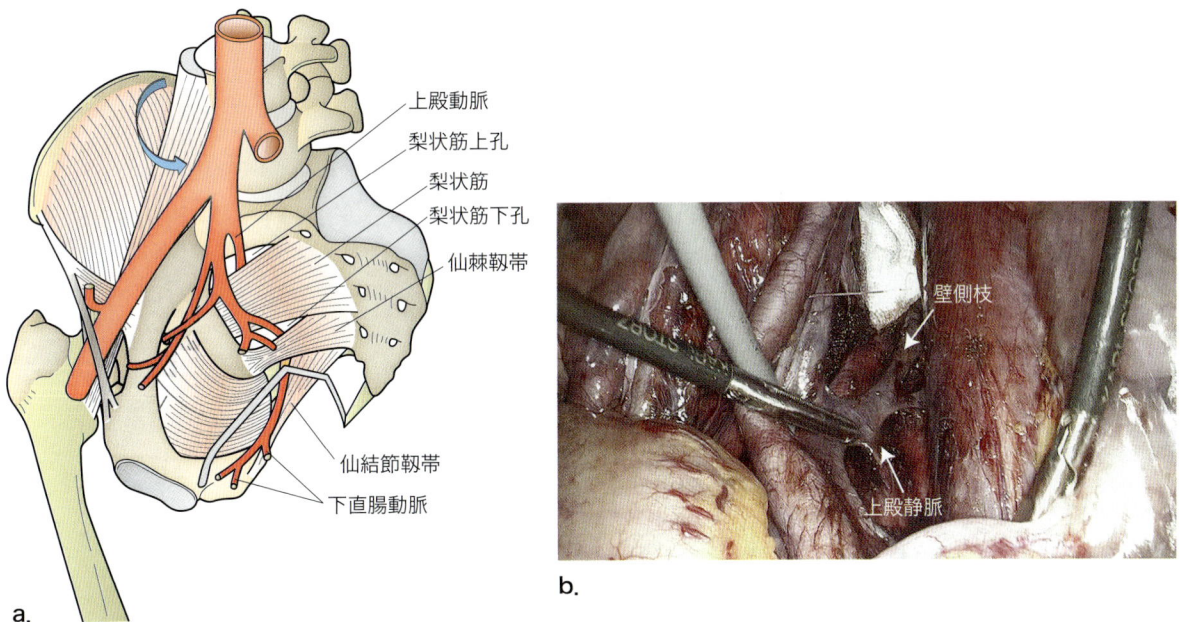

図7　血管
a：内腸骨血管の最大後枝である上殿血管は梨状筋上孔から骨盤外に．下殿，内陰部血管は梨状筋下孔からいったん骨盤外に出て，坐骨棘を回旋したのちに，小坐骨孔から再び骨盤内に入り，坐骨直腸窩（Alcock管内）を走行する．（イラストレイテッド外科手術―膜の解剖からみた術式のポイント，第3版，医学書院より改変）
b：上殿静脈付近．時折壁側枝を認めるため郭清には留意しなければならない．

経管）である（Alcock管を形成する筋膜が内閉鎖筋筋膜由来であることは上述した）．
　腸骨静脈系の異型は19異型報告されており[1]，特に内腸骨静脈系の異型は多く認められるため注意が必要である（図8）．
　　注）腸腰筋（大腰筋）と内腸骨静脈の間のリンパ節郭清を行う場合，上殿静脈以外にも壁側から還流する静脈がみられるため（iliolumbar vein（腸腰静脈）など），十分留意しなければ止血困難な強出血を認めることとなる．このあたりは血管異型が多く認められるため，リンパ節郭清を行う場合は丁寧に行わなければならない最難関ゾーンである（図7青矢印の部分）．

第1章 安全に手術を行うための骨盤解剖の習得

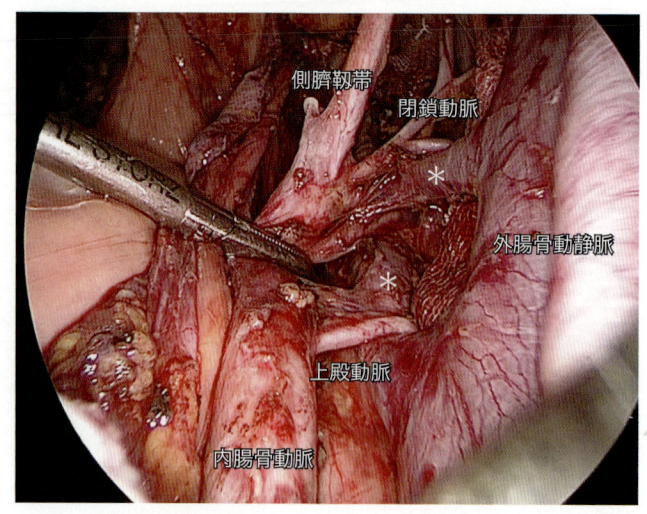

図8 内腸骨血管の異型
右内腸骨静脈が2本あることがわかる（＊）．報告によるとこの変異は3％で認められる．

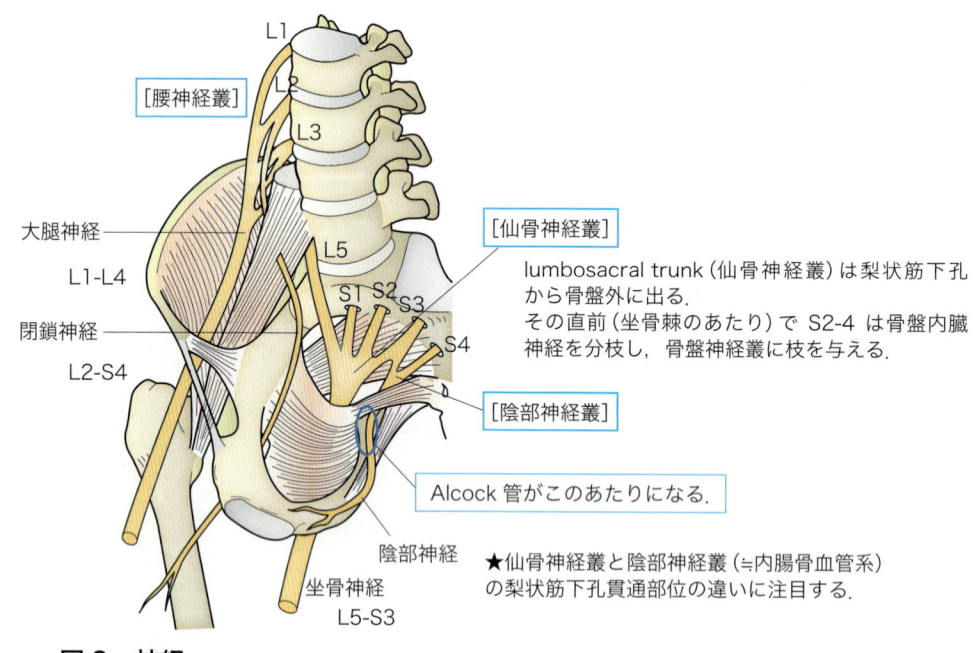

図9 神経
（イラストレイテッド外科手術—膜の解剖からみた術式のポイント，第3版，医学書院より改変）

2）神経

体性神経系と自律神経系に分け解説する．

a）体性神経系（図9）

3つの神経叢からなる．

①腰神経叢

L1-5の脊髄神経前枝によって構成される．主な分枝は大腿神経と閉鎖神経．

大腿神経：L1-4によって構成される．腸腰筋，大腿筋群を支配する．

閉鎖神経：L2-4によって構成される．内転筋群を支配する．

②仙骨神経叢

L5-S3の脊髄神経前枝によって構成される．主な分枝は坐骨神経．梨状筋下孔から骨盤外に出て大腿後面を下行し，大腿屈筋群と大内転筋へ筋枝を分枝し，膝窩で総腓骨神経と脛骨神経に分かれる．

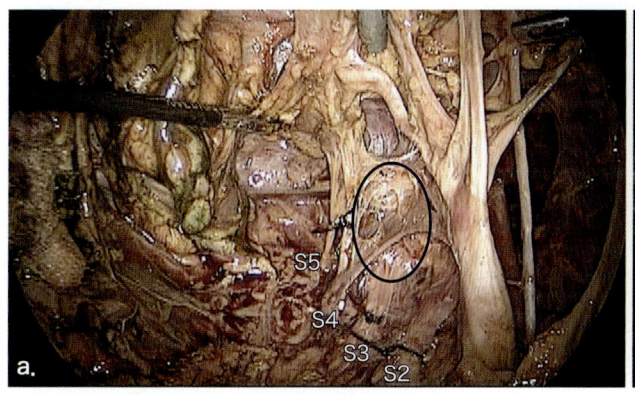 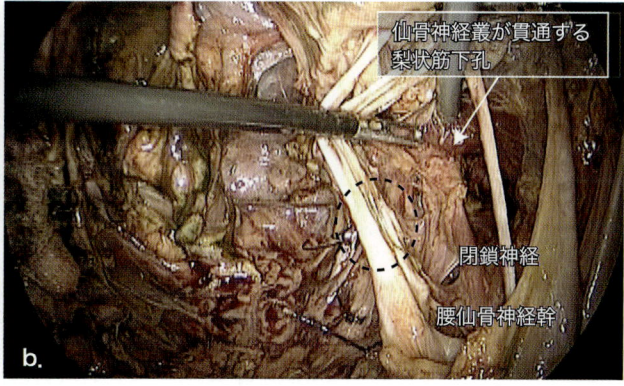

図 10　内腸骨血管と仙骨神経叢の関係
同じ梨状筋下孔から骨盤外に出る構造物であるが，内腸骨血管が内側，手前（尾骨側）で梨状筋下孔を通過することがわかる．すなわち十二単に例えると仙骨神経叢が外側の羽衣に相当することがわかる．
a の丸囲み部分が内腸骨血管の梨状筋下孔貫通部．
b の破線丸囲み部分では上殿動脈が S1 と S2 の間を走行していることがわかる．

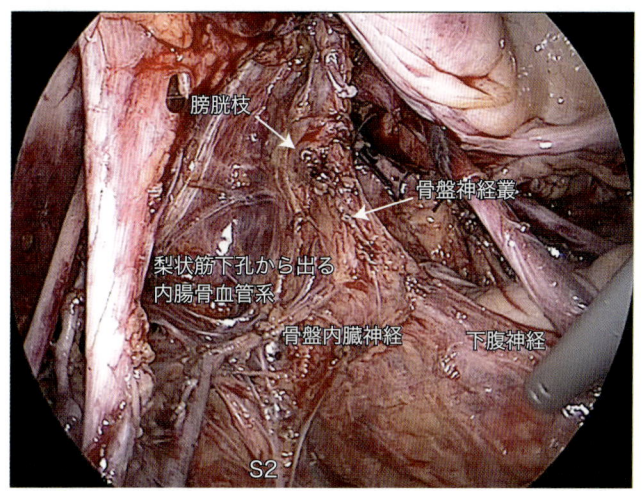

図 11　広範子宮全摘術終了後の骨盤神経叢
図の S2 はこの先で仙骨神経叢に合流するが，基靱帯の位置では仙骨神経叢を視認することはまずない．同じ梨状筋下孔でも骨盤外に出る位置の違いに注意する必要がある．

　のちに解説する骨盤壁に及ぶ手術を行う場合，留意しなければならない局所解剖学的構築物がこの仙骨神経叢である．

　図 10 は未固定遺体を用い，直腸を切断したのちに，梨状筋を剝離し，仙骨神経叢（S1-5，lumbosacral trunk など）を露出したものである．閉鎖神経や内腸骨血管との位置関係を理解することが必要である．内腸骨血管も同様に梨状筋下孔から骨盤外に出るが，内腸骨血管系は仙骨神経叢に比較し，内側，背側の梨状筋下孔から骨盤外に出ることがわかる．内腸骨血管系と走行をともにする神経は陰部神経であり，内腸骨血管系の下殿，内陰部血管系は陰部神経とともに Alcock 管内を走行する（次に解説する陰部神経叢の位置を見ても仙骨神経叢に比較し内側から内腸骨血管系が骨盤外に出ることが理解される）（図 10）．そのため基靱帯周囲で梨状筋筋膜を穿破し，骨盤内臓神経の立ち上がり（S2, S3 本幹）を露出しても同部位で仙骨神経叢を見ることはない（図 11）．

　また，上殿動脈は S1 と S2 の間を走行し，梨状筋上孔から骨盤外へ出る．この所見は仙骨神経の同定に有用な所見である．

　　注）内腸骨血管と仙骨神経叢は同様に梨状筋下孔から骨盤外に出るものの，その位置の違いを認識することは非常に重要である．イメージ的には仙骨神経叢が十二単の外側の羽衣，内腸骨血管が内側の羽衣に相当する．その間には梨状筋筋膜が介在し，両者を区別する．すなわち内腸骨本幹を処理する操作において梨状筋筋膜を解剖学的ランドマークとし，その血管側で剝離することで，仙骨神経叢の損傷を回避することが可能となる．

第1章 安全に手術を行うための骨盤解剖の習得

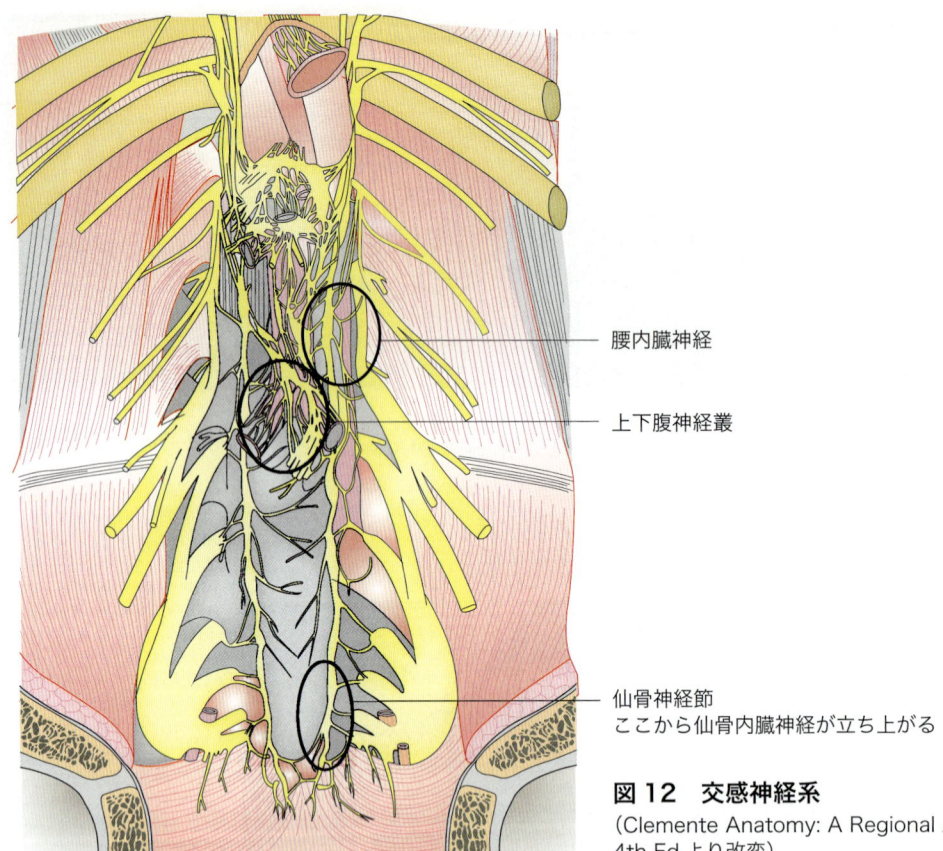

図12 交感神経系
(Clemente Anatomy: A Regional Atlas of the Human Body, 4th Ed より改変)

③陰部神経叢

S2-4の脊髄神経前枝によって構成される．主な分枝は陰部神経．梨状筋下孔からいったん骨盤外に出たあと，小坐骨孔から骨盤内にかえり，Alcock管内を走行．外肛門括約筋，尿道括約筋，坐骨海綿体筋，球海綿体筋などを支配する．繰り返しになるが仙棘靱帯に針をかけるSSLFの操作において損傷しないよう留意すべき神経がこれにあたる．

b）自律神経系

①交感神経系

左右の腰内臓神経は大動脈前面で集まり腹大動脈神経叢を形成．そののち大動脈に沿って下行し岬角領域でL2, L3腰内臓神経からの線維と合流し，上下腹神経叢となる．それらは左右の下腹神経に分かれ，骨盤神経叢（下下腹神経叢）に合流する．また，仙骨神経節から発生した仙骨内臓神経も別ルートから骨盤神経叢に合流する（図12）．

②副交感神経系

S2-5仙骨神経前枝から起こった骨盤内臓神経から構成され，骨盤神経叢に合流する．

交感神経と副交感神経から構成された骨盤神経叢を広汎子宮全摘術時に損傷することで膀胱機能障害が生じるため，低リスクの子宮頸癌に対しては神経温存広汎子宮全摘術が施行される．

骨盤神経叢〜膀胱枝の神経によって膀胱機能（排尿機能）が支配されることがわかっている．この骨盤神経叢の温存の割合と排尿機能障害について筆者らは独自に検討を行い，骨盤神経叢内における膀胱支配神経の分布について検討を行った．参考までにその論文（金尾祐之ほか：手術 69：1237-1247, 2015）の一部をここで掲載する．

［参考］全腹腔鏡下神経温存広汎子宮全摘術における神経温存レベルと術後排尿機能の相関関係

子宮頸癌根治術である広汎子宮全摘術においては，広汎な傍子宮，傍腟結合組織の切除により術後膀胱麻痺が高率に発症する．そのため骨盤神経ネットワーク（骨盤神経叢〜膀胱枝）の温存を試みた神経温存広汎子宮全

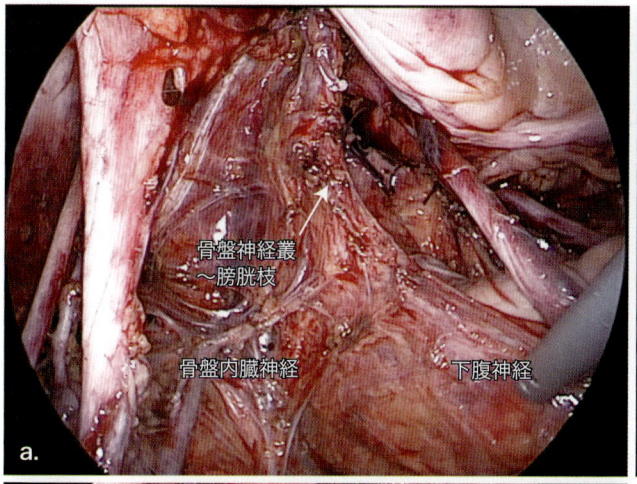
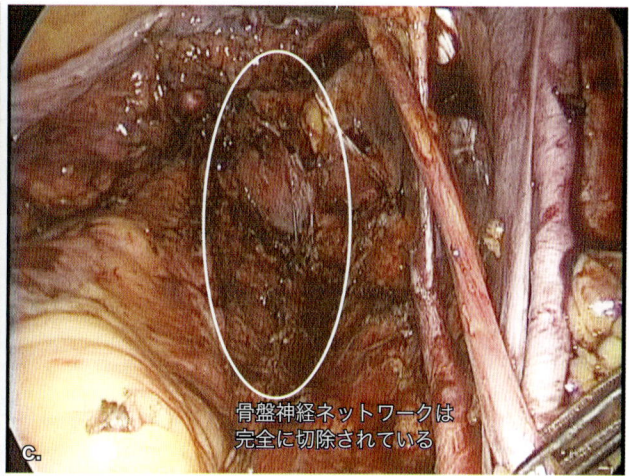
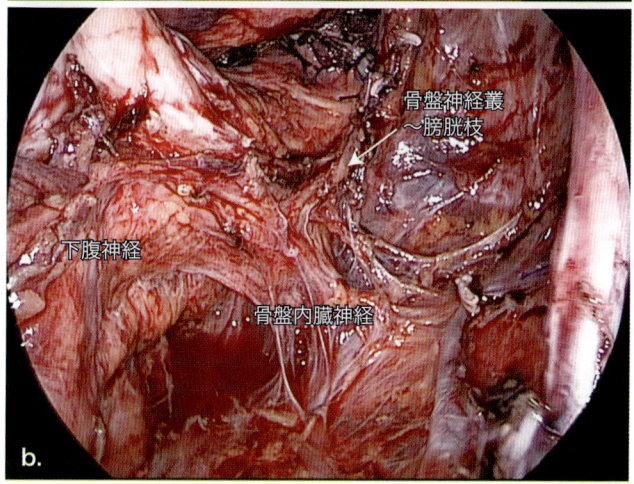

図13　腹腔鏡下子宮頸癌根治術後の骨盤神経ネットワーク
a：完全温存（Group A の切開ライン）
b：部分温存（Group B の切開ライン）
　　点線の部位が Group A の切開ラインであり，約半分切除されていることが理解できる．
c：完全切除（Group C の切開ライン）

摘術が行われ一定の成績が認められる．その多くは下腹神経上縁を切開線とすることで骨盤神経叢を温存する術式（以下，従来法）であると考えられる．

しかし，従来法は下腹神経を温存するため傍腟結合組織の切除範囲は狭まることとなり，根治性の点から低リスクの子宮頸癌症例にのみ適応されているのが現状である．

骨盤神経叢は下腹神経（Th10-L2），骨盤内臓神経（S2-4）から形成される前後（頭尾側）約40 mm，上下（腹背側）約25～30 mm の菱形の構造物であることがわかっている[2]．腹腔鏡の拡大視効果，鉗子の深部到達能を利用し，開腹手術では展開困難な骨盤神経叢～膀胱枝を含めた骨盤神経ネットワークを完全に露出することが可能であれば，骨盤神経叢の上縁である下腹神経を完全に切除しても骨盤神経叢～膀胱枝を部分温存する術式は可能であり，様々な神経温存広汎子宮全摘術を施行することができると考えられる．

ここでは詳細に骨盤解剖を検討したのちに，骨盤深部においても詳細な観察が可能で，鉗子の深部到達能が優れた腹腔鏡下手術を用いることではじめて明らかになった骨盤神経ネットワークの温存レベルと膀胱機能の相関関係について報告する．

腹腔鏡下広汎子宮全摘術を神経温存のレベルに合わせて Group A～C の3群に分類した[3]．それぞれの切断ラインは以下のように定義した．Group A：従来法．下腹神経の上縁を切断ラインとすることで骨盤神経叢～膀胱枝を完全に温存する術式．Group B：神経部分温存術式．骨盤神経叢の上縁である下腹神経と下縁である骨盤内臓神経のほぼ中間点を切断ラインとすることで骨盤神経叢～膀胱枝の約半分の温存を試みた術式．Group C：神経非温存術式．骨盤内臓神経の起始部を切断ラインとすることで骨盤神経叢～膀胱枝を完全に切除する術式（図13）．

骨盤神経ネットワークの温存の程度により術式を Group A～C の3群に分類定義したのちに，Group A 術式を27名，Group B 術式を13名，Group C 術式を13名に施行し，術後排尿機能を評価することで骨盤神経ネッ

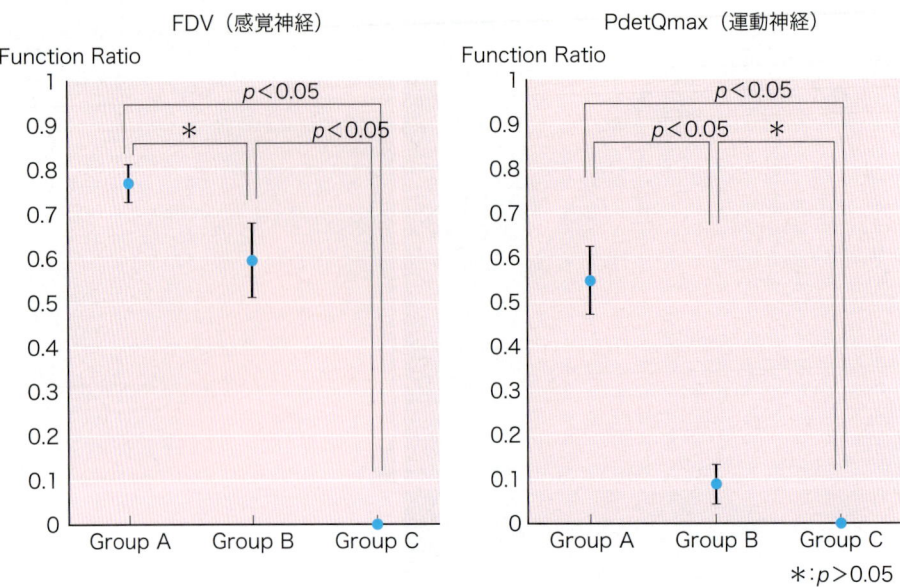

図14 術後12ヵ月時点での各群のFunction Ratio（sensory, motor）
（手術 69：1237-1247，2015）

トワークの温存レベルと術後排尿機能の相関関係を検討した（左右の骨盤神経ネットワークの温存レベルが同じ症例のみを対象とした）．

術後排尿機能は圧尿流検査（pressure flow study：PFS）を用い，その検査値のなかでPdetQmax（最大尿流量時における排尿筋筋圧）とFDV（最初に尿意を感じる時点での膀胱内容量）の2つの検査値を選択し，膀胱機能を運動神経（排尿）と感覚神経（尿意）の2つの機能に分け評価を行った．

子宮頸癌患者では8割の患者で膀胱機能は術前から機能低下しているといった報告[4]も認められることから，神経温存レベルと術後排尿機能との相関関係を正確に判断するためには術前の排尿機能のばらつきを是正することが必要となる．そのため我々は独自の評価方法として術前，術後のratio（ここではFunction Ratioと定義する）を測ることで術前の排尿機能のばらつきを是正した．

Function Ratio（sensory）＝FDV（術前）/FDV（術後）

Function Ratio（motor）＝PdetQmax（術後）/PdetQmax（術前）

Function Ratio（sensory）とFunction Ratio（motor）において分子，分母の関係が逆になっているのはPdetQmaxの値と膀胱機能は相関関係にあるもののFDVの値と膀胱機能は逆相関するためである．

そして各群のFunction Ratioに対しt検討を用い有意差の検討を施行した．

また，広汎子宮全摘術後の排尿機能は術後徐々に回復し，術後12ヵ月で症状は固定するとの報告[5]を認めることから，術後12ヵ月時点での排尿機能が温存した骨盤神経ネットワークの機能を反映していると判断し，術後12ヵ月の時点での排尿機能を検討した．結果を図14に示す．膀胱知覚神経においてはGroup AとGroup Bでは有意差を認めないものの，Group A, BはGroup Cに比較し，有意に機能温存が認められた．このことは膀胱知覚神経の分布が骨盤神経叢〜膀胱枝の下（背側）半分に集中していることを示唆しており，そのため，上（腹側）半分を切除するGroup Bにおいても機能上有意な低下を認めないと考えられた．一方，膀胱運動神経ではGroup AはGroup B, Cに比較し，有意に機能温存が認められたものの，Group BとGroup C間には有意差は認めず，膀胱運動神経の分布は骨盤神経叢〜膀胱枝の上（腹側）半分に集中しており，このことが下（背側）半分を温存するGroup Bにおいても有意な機能の温存を認めない理由と考えられた．このように膀胱運動神経と知覚神経では分布に差があると推測され，そのことが腹腔鏡下広汎子宮全摘術における膀胱運動，知覚神経の障害の差の原因と考えられた．

このような研究をもとに我々は骨盤神経叢内における運動神経と知覚神経の分布には偏りがあると考えている．

C 骨盤内臓器の相互関係

　ここまでの解説で骨盤の壁の構造については大体理解していただけたであろうか？　続いてでき上がった骨盤容器のなかに臓器（子宮，膀胱，尿管，直腸）を入れるが，その相互関係について内骨盤筋膜（endopelvic fascia）の連続性から考えてみる．

　骨盤壁の最上部は内骨盤筋膜（endopelvic fascia：EPF）によって覆われており，EPF は恥骨頸部筋膜（pubocervical fascia：PCF），直腸腟筋膜（rectovaginal fascia：RVF）として，それぞれ恥骨，会陰体に子宮をつなぎ止めるとともに，膀胱，尿道，直腸を支える働きをする．さらに EPF は仙骨子宮靱帯を覆う膜構造として子宮を仙骨方向につなぎ止める．すなわち，骨盤壁と子宮は EPF によって連続する構造となっていることに注目する必要がある（図 15）[6]．また，Otcenasek らは出産経験のない女性 15 名の骨盤 MRI 画像を 3D 再構築することで EPF の構造を立体的に明示し，前述した報告同様に子宮頸部，仙骨子宮靱帯と骨盤壁は EPF により連続していると報告した（図 16）[7]．

　このように子宮と骨盤壁は EPF で連続している．そこでこの連続性に着目し筆者らは骨盤容器の構造を "しゃぶしゃぶ鍋" 構造と定義した（図 17）．すなわち，しゃぶしゃぶ鍋の中心に存在する "煙突" が子宮，仙骨子宮靱帯/直腸子宮靱帯/直腸腟靱帯に相当する部位になり，それが反転して骨盤壁に相当するしゃぶしゃぶ鍋の内側の壁（EPF に覆われた筋肉，骨）に連続する．このようにしてできた窪みが骨盤腔であり，そのなかに直腸，尿管，膀胱，血管，神経などのほかの臓器が配置される（図 18）．

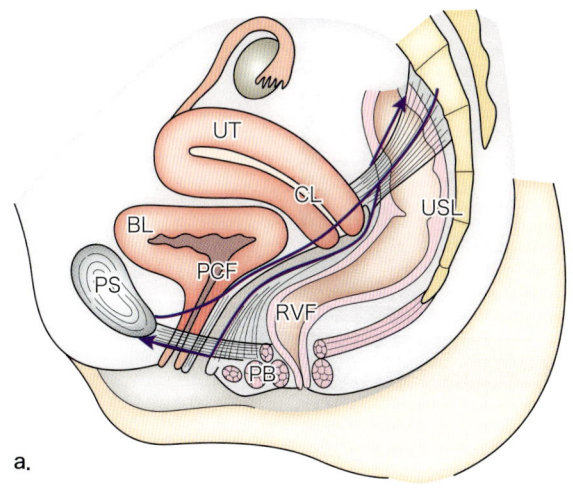

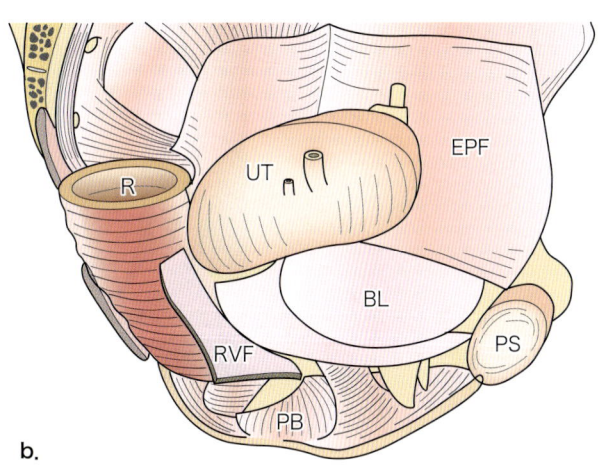

図 15　骨盤内臓器の相互関係
（文献 6 より抜粋改変）

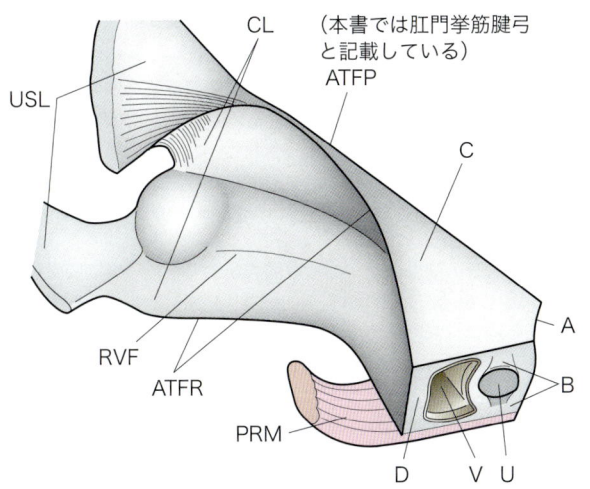

図 16　内骨盤筋膜の連続性
The endopelvic fascia has the shape of a semifrontally oriented septum, which surrounds the vagina and part of the uterine cervix and divides the pelvic floor into the anterior and posterior compartments.
（文献 7 より抜粋改変）

A：attachment to the pubuc bone
B：anterior perineal membrane
C：levator ani muscle
D：perineal body
ATFP：arcus tendineus fasciae pelvis
CL：cardinal ligament
USL：uterosacral ligament
RVF：rectovaginal fascia
PRM：puborectalis muscle
V：vaginal outlet
U：urethral outlet

第1章　安全に手術を行うための骨盤解剖の習得

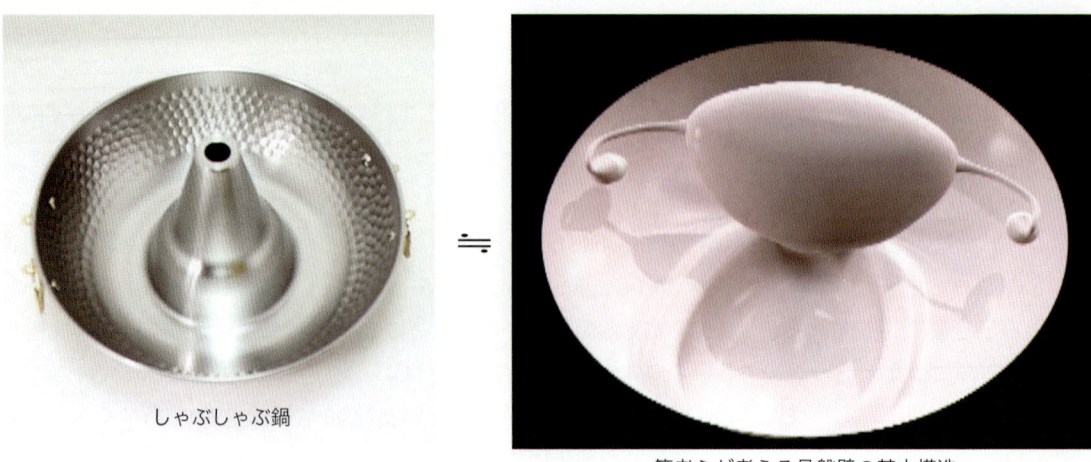

しゃぶしゃぶ鍋　　　　　　　　　　　　　　　筆者らが考える骨盤壁の基本構造

図17　しゃぶしゃぶ鍋構造
EPFの連続性に注目すると，子宮は骨盤壁を構成する筋肉群の筋膜と連続する構造となる．
すなわち骨盤内臓器である直腸，膀胱，尿管などは子宮を中心の煙突に配置したしゃぶしゃぶ鍋のくぼみに存在することになる．このように筆者らは骨盤壁の構造を"しゃぶしゃぶ鍋構造"と命名した．
（手術69：1237-1247，2015）

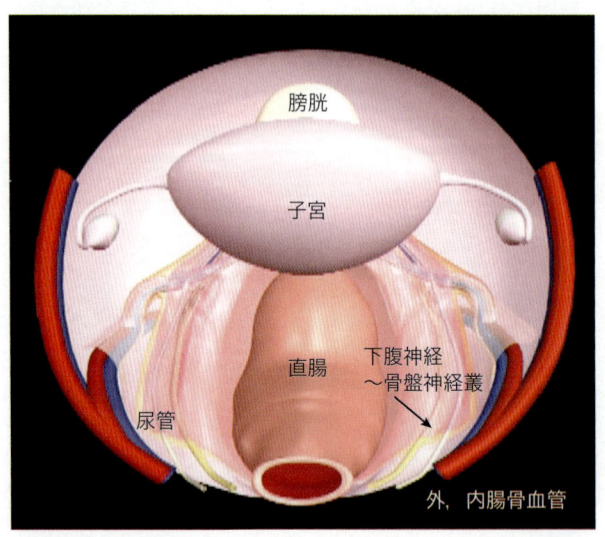

図18　女性骨盤の基本形
子宮を煙突に配置した"しゃぶしゃぶ鍋"構造の骨盤腔に直腸，尿管，膀胱，神経などが配置される．
（手術69：1237-1247，2015）

【endopelvic fascia，しゃぶしゃぶ鍋構造についての補足】
　骨盤壁を構成する筋群を裏打ちする膜を壁側骨盤筋膜，骨盤内臓器を直接覆う筋膜を臓側骨盤筋膜と定義し，その間にある組織を endopelvic fascia と定義する解剖書も見られる．その場合，endopelvic fascia は壁側，臓側の膜性筋膜の両方に連続し，骨盤内臓器の間を埋める構造物といった概念となる．すなわち，通常我々がイメージする fascia といったものばかりではなく，膀胱前腔（恥骨後腔）や直腸後腔（仙骨前腔）の areolar tissue も endopelvic fascia と定義される．さらに広汎子宮全摘術の際に発掘される膀胱側腔，直腸側腔，さらには基靱帯，傍膣結合組織も endopelvic fascia と定義され，婦人科医が通常 endopelvic fascia として扱う構造物とは大きく異なってしまう．そこでここでは壁側，臓側骨盤筋膜を endopelvic fascia と表現し，その間にある組織は次章の外科解剖学的な用語を用いて解説することとした．
　臓側，壁側骨盤筋膜は骨盤内臓器が骨盤底を貫通する部位では連続し，その筋膜の連続部では筋膜が厚くなり骨盤筋膜腱弓（tendinous arch of pelvic fascia）を形成することについてはすでに解説した．この腱弓は骨盤内臓器に隣接した骨盤底に沿って恥骨から仙骨に走る線維束である．すなわち壁側骨盤筋膜と連続性を持つ骨盤内臓器は，子宮，膣だけではなく，膀胱，尿道といった泌尿器系の臓器，直腸といった外科系の臓器も連続性を持つ．よって正確にはしゃぶしゃぶ鍋の煙突は3本立たなければ正確に骨盤内を表現したものにはならないが，本書は婦人科手術の解説本としての性格を持つことから，あくまでイメージしやすくするため子宮，膣，仙骨子宮靱帯といった婦人科手術対象臓器のみを抽出し，骨盤壁との連続性に注目し，しゃぶしゃぶ鍋構造と表現した．

まず局所解剖学的視点から骨盤解剖の解説を行った．これで骨盤容器の構造を立体的にイメージすることができるようになったのではないであろうか？ 細かい構造は成書を参照していただきたいが，本書の内容でも大体の婦人科手術に対応可能である．通常婦人科悪性疾患の手術においては，切除ラインが骨盤壁そのものに及ぶことは少ないが，局所進行癌や骨盤壁に再発した腫瘍に対する根治手術では切除ラインが骨盤壁に及ぶため，局所解剖学に基づいた骨盤壁の理解が必要となる．また，根治手術後の再発症例などでは膜構造が破壊されているため，膜解剖の知識は役に立たず，局所解剖学的視点から手術を遂行しなければならない．では実際の症例で骨盤局所解剖のおさらいをしてみたい．

D 症例から復習する～局所解剖学的視点から考える女性骨盤解剖～

手術の解説で骨盤の立体的壁側解剖がイメージできたら本章の理解ができていると思われる．ではイメージしていただきたい．

症例1：腟悪性黒色腫（pT4a N0 M0，ⅡB期）

理解したいポイント：しゃぶしゃぶ鍋構造

腟悪性黒色腫が外陰，尿道，膀胱に浸潤していると考えられたため，腹腔鏡補助下子宮，腟，膀胱，尿道全摘術（前方内臓全摘術），広汎外陰切除術，骨盤～鼠径リンパ節郭清術，尿路変更術を施行した．浅，深鼠径リンパ節郭清術後，腹腔鏡操作に移る．図19は腹腔鏡操作にて骨盤内リンパ節郭清術を施行したのちに，子宮，腟，膀胱，尿道，直腸周囲を骨盤底（肛門挙筋筋膜）まで剝離した状態を示す．壁側筋膜である肛門挙筋筋膜と臓側筋膜が骨盤底で連続しており，同部位が肥厚していることがわかる．この部位が骨盤筋膜腱弓であり，子宮，腟，仙骨子宮靱帯群は骨盤壁と endopelvic fascia で連続していることが示されている．つまり骨盤容器の基本構造は子宮，腟，仙骨子宮靱帯群を中心に配置した"しゃぶしゃぶ鍋"構造であることが理解できる．

この症例では腹腔鏡下操作では肛門挙筋までの剝離とし，このあとに外陰操作に移り，広汎外陰切除の切開ラインを腹腔内の切除ラインと合わせることで子宮，腟，膀胱，尿道を一塊として摘出した（図20）．この症例では坐骨直腸窩は会陰操作で剝離を行ったが，坐骨直腸窩のスペースは意外と広く，腹腔内からの切除ラインと会陰操作での切除ラインを一致させることは容易ではないと感じられた（図21）．そのため次の症例からは腹腔内からの操作で坐骨直腸窩をできるだけ剝離することで会陰操作での剝離を少なくし，切除ラインの正確性を向上させることとした．その点に着目して次の症例を見ていただきたい．

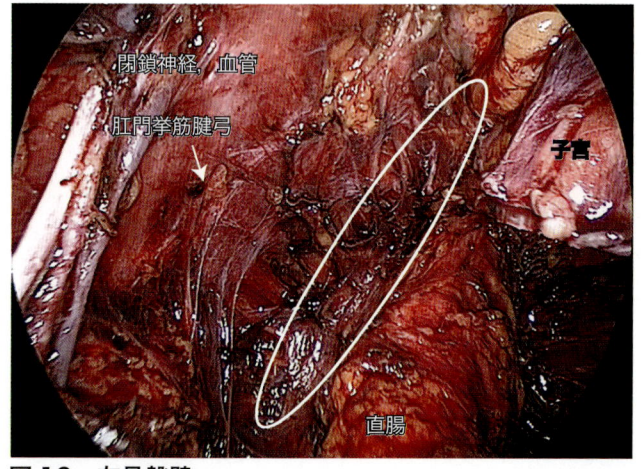

図19 左骨盤壁
○で囲われた部位は骨盤筋膜腱弓であり，子宮，腟，仙骨子宮靱帯群ならびに直腸（この図では示されていないが膀胱，尿道も）が骨盤壁（壁側骨盤筋膜）と連続する構造であることを示しており，骨盤容器が"しゃぶしゃぶ鍋構造"であることを示している．

第1章　安全に手術を行うための骨盤解剖の習得

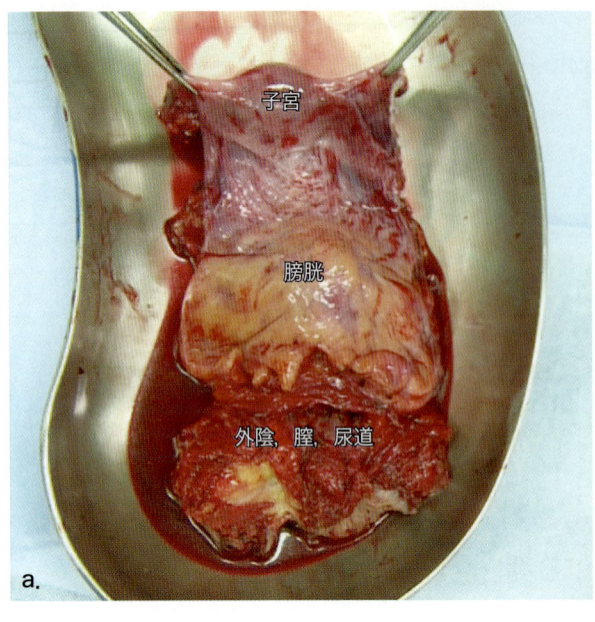
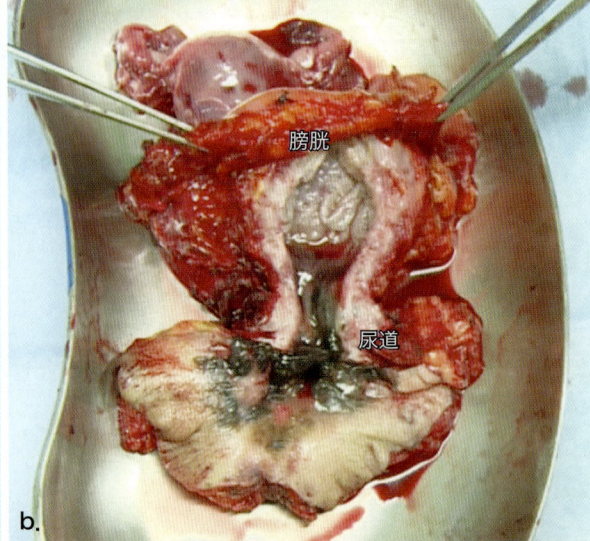
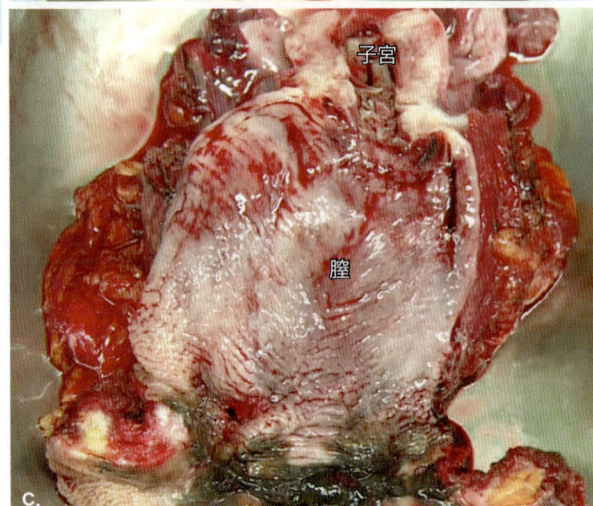

図20　摘出標本
a：摘出物全景
b：膀胱割面
c：子宮，膣割面
膣悪性黒色腫が尿道，膀胱，外陰に浸潤していると考えられた．

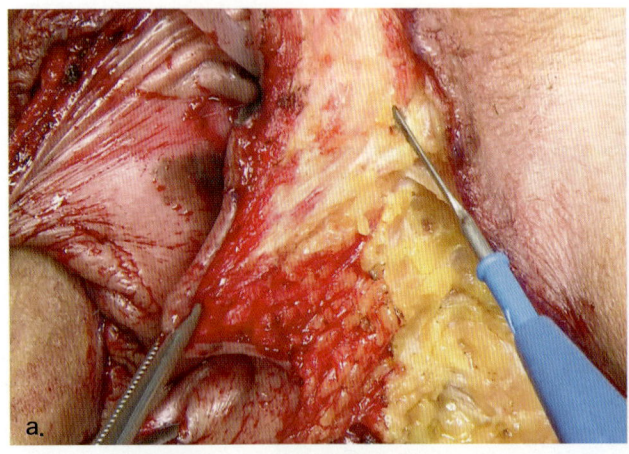
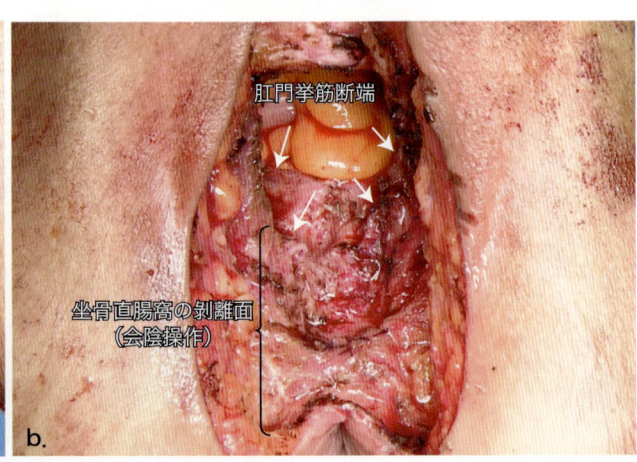

図21　坐骨直腸窩
a：尿生殖隔膜を切り，坐骨直腸窩に進入する．
b：坐骨直腸窩は幅が広いことが理解される．

症例2：外陰部の二次性Paget病（Pagetoid spread of internal malignancy：原発は直腸癌）

理解したいポイント：坐骨直腸窩

肛門，膣，尿道に二次性Paget病が認められ，腹腔鏡補助下骨盤内臓全摘術，回腸導管，人工肛門造設術を施行した．症例1の経験を踏まえ，この症例では腹腔鏡下に坐骨直腸窩を広く剥離，展開することで会陰からの剥離操作を減らし，正確な切除ラインで直腸，膣，尿道，膀胱，外陰（子宮は40年前に子宮筋腫にて摘出後）を一塊として切除することを計画した．

症例1と同様に肛門挙筋まで腹腔鏡下に剥離を進める．この症例では骨盤内臓全摘術を行うため，膀胱前腔（図22a），直腸後腔を広く展開し，膀胱，直腸を骨盤壁より剥離する．続いて摘出臓器の栄養血管の分離，切断に移る．どの臓器にもあてはまることだが，栄養血管は臓器側では広がって存在する．そのためため，臓器側で血管処理を行うと血管を切離する回数が増え，出血量が多くなる傾向がある．この症例の場合，摘出臓器である直腸，膣，膀胱は内腸骨血管から栄養されるため，基靭帯血管を露出し，内腸骨血管から分岐した位置で側臍靭帯，基靭帯を骨盤底まで切離することで摘出臓器への栄養血管の処理を出血なく行うことが可能であった（そのために図22bでは上膀胱動脈を含んだ形で側臍靭帯，基靭帯が一塊で切離されている）．

さて，膀胱，膣，直腸の栄養血管の処理が終了し，摘出臓器周囲を骨盤底（肛門挙筋）まで剥離する操作が終了した．ここでEPFの連続性をもう一度見直してみる（図23）．膣，子宮頸部，仙骨子宮靭帯群がATFP（本書では肛門挙筋腱弓と定義している）とEPFで連続していることを示しているが，膣の臓側筋膜とATFPが連続している点に着目していただきたい．同部位を水平結合組織基束と定義している解剖書があるため，ここではその名称を用いることとする．広汎子宮全摘術を行う場合，展開される膀胱側腔の底は内閉鎖筋筋膜と肛門挙筋腱弓と膣筋膜とが連続する水平結合組織基束までである．なぜなら基靭帯の最下端は内腸骨血管系が骨盤外に出る梨状筋下孔付近であり，坐骨棘の高さに相当するためである．つまり，恥骨と坐骨棘を結ぶATFPが基靭帯の最下端に一致するために広汎子宮全摘術では膀胱側腔を水平結合組織基束，内閉鎖筋筋膜まで展開すれば十分となる．しかし，骨盤内臓全摘術を行う場合は少なくとも肛門挙筋まで到達しなければならない．そのためにはこの膣と肛門挙筋腱弓のつながりである水平結合組織基束を切断し，挙筋上腔に到達する必要がある（図24）．挙筋上腔と一般に表現されるこのスペースが直腸側腔尾方室と婦人科では表現されることはよく知られた事実である．やはり手術用語ではこのような科によるterminologyの相違がしばしば生じる．この症例では水平結合組織基束を切断し，挙筋上腔（直腸側腔尾方室）を展開し，恥骨尾骨筋に到達することが重要な操作となる．このように直腸，膀胱，膣周囲組織の剥離が肛門挙筋筋膜まで行われたのちに坐骨直腸窩の展開を腹腔鏡下に行う．

恥骨尾骨筋は肛門挙筋群のなかで最も腹側に存在するため，まず恥骨尾骨筋を同定し，同筋を腹背側（縦方

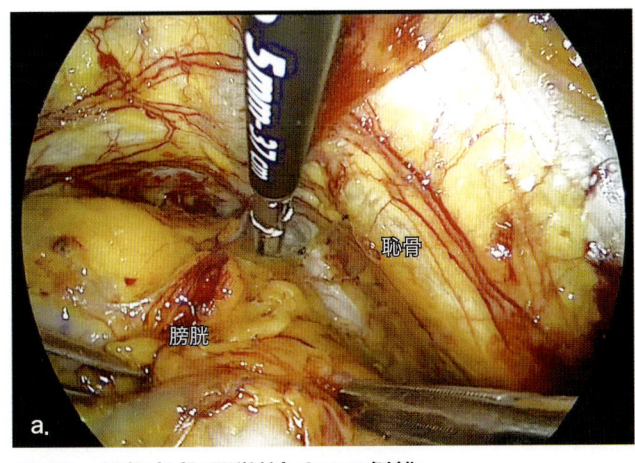
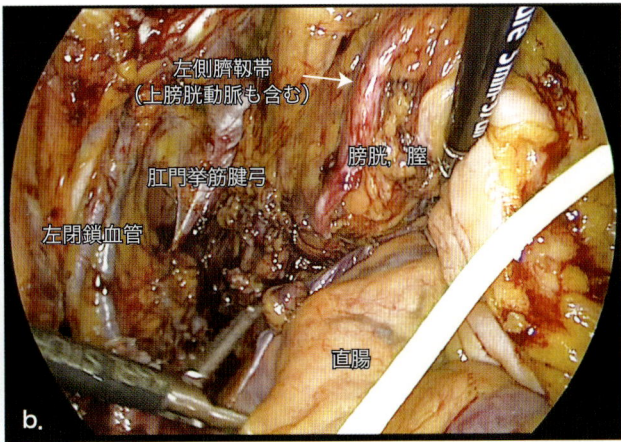

図22　骨盤底（肛門挙筋）までの剥離
a：膀胱前腔の展開．尿道周囲まで剥離をしておく．
b：直腸，膣，膀胱周囲を肛門挙筋腱弓のレベルまで剥離したところ．

第1章 安全に手術を行うための骨盤解剖の習得

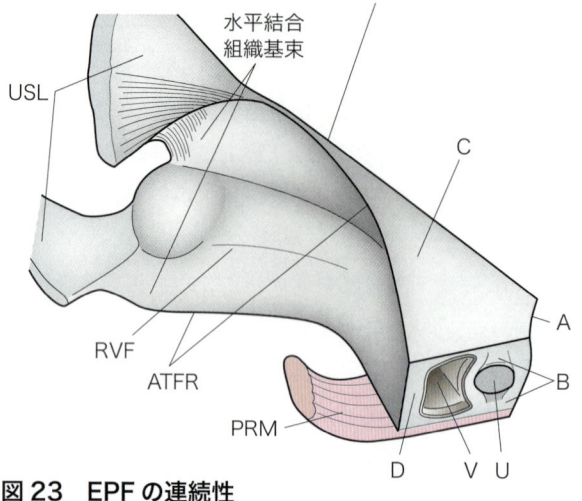

図23　EPFの連続性
図16を再度使用する．この図に表現されているように肛門挙筋腱弓と腟とは EPF の連続性が存在する．この連続性を水平結合組織基束と定義する．

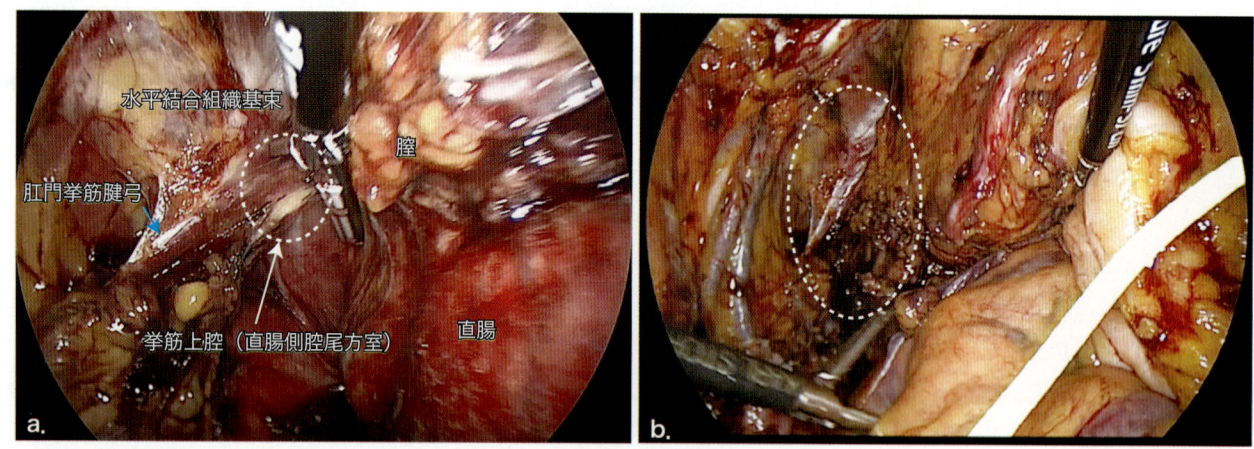

図24　挙筋上腔へのアプローチ（a は b の円で囲った部分を拡大）
腟と肛門挙筋筋膜の連続性（水平結合組織基束）を切断すると挙筋上腔に進入できる．その後，恥骨尾骨筋を切開し，坐骨直腸窩に進入可能となる．

向）に切開し，坐骨直腸窩に進入する（図25）．このスペースは avascular space であり，鈍的にも展開可能である．左右の坐骨直腸窩を広く展開（図26）すると，直腸と尾骨を結ぶ肛門尾骨腱（anococcygeal ligament）が残る．この腱が恥骨尾骨筋の内側線維の癒合体であることはすでに解説したが，この腱を切ると坐骨直腸窩は広く展開されることとなる（図27）．こののちに会陰操作に移るが，ほとんど剥離操作なしで腹腔内と連続し，容易に膀胱，尿道，腟，直腸，肛門を摘出することが可能であった（図28，図29）．腹腔鏡下に坐骨直腸窩を展開することで腫瘍学的にも正確な切除ラインで臓器摘出を行うことが可能になると考えられる．

症例3：再発子宮頸癌（1）

理解したいポイント：Alcock 管付近の解剖

子宮頸癌（悪性腺腫）Ⅱb 期に対し根治手術（広汎子宮全摘術，両側付属器切除術，骨盤内リンパ節郭清術）ならびに同時化学放射線療法（CCRT）を施行するも，CCRT 後8ヵ月で左骨盤壁に再発腫瘍を認めた症例．この症例に対し腹腔鏡補助下再発腫瘍切除術，左腎，尿管全摘術，膀胱部分切除術を施行した（再発腫瘍が左尿管を

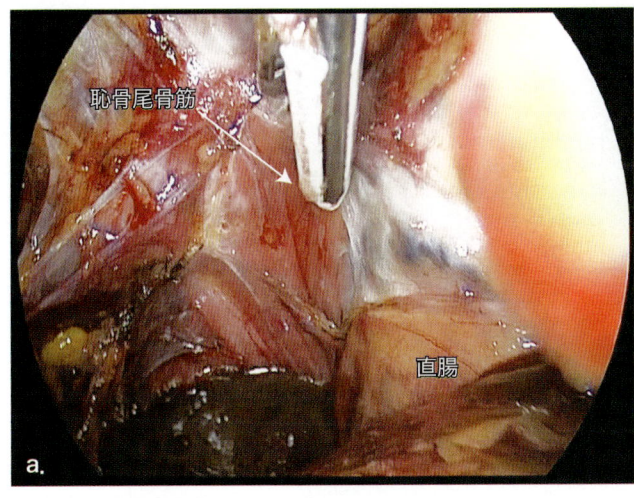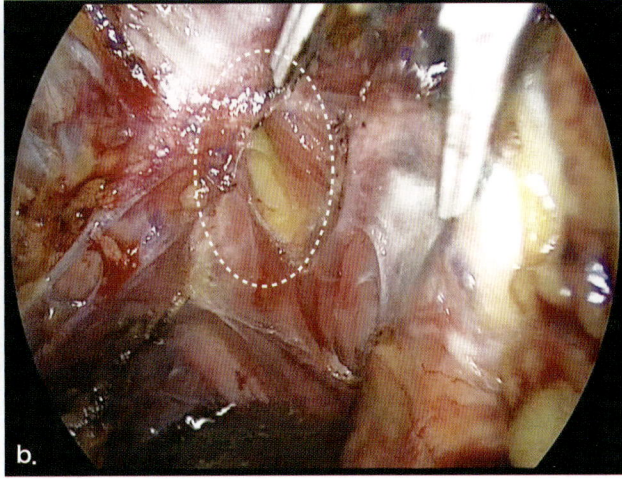

図 25　坐骨直腸窩へのアプローチ
a：肛門挙筋の最も腹側に存在する恥骨尾骨筋を割って坐骨直腸窩に進入する．
b：恥骨尾骨筋の間から坐骨直腸窩の脂肪組織が視認される．

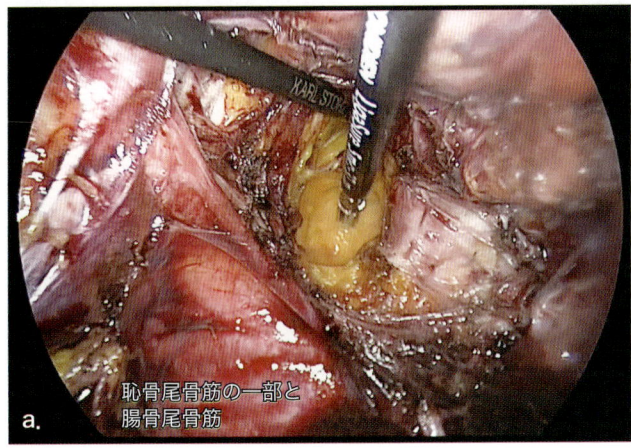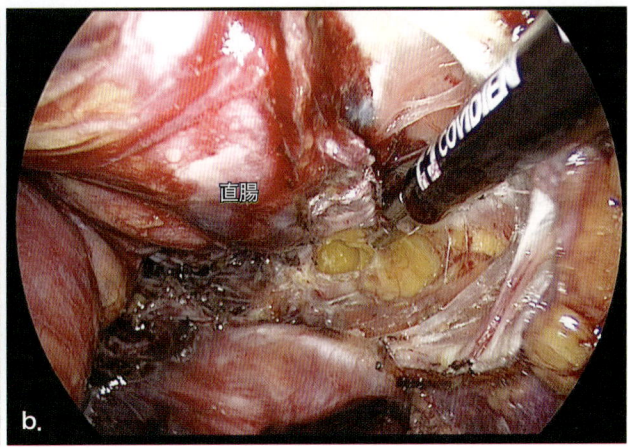

図 26　坐骨直腸窩の展開
a：左の坐骨直腸窩
b：右の坐骨直腸窩
左右の坐骨直腸窩とも会陰の皮膚直下まで剥離しておくと，のちの操作が容易となる．

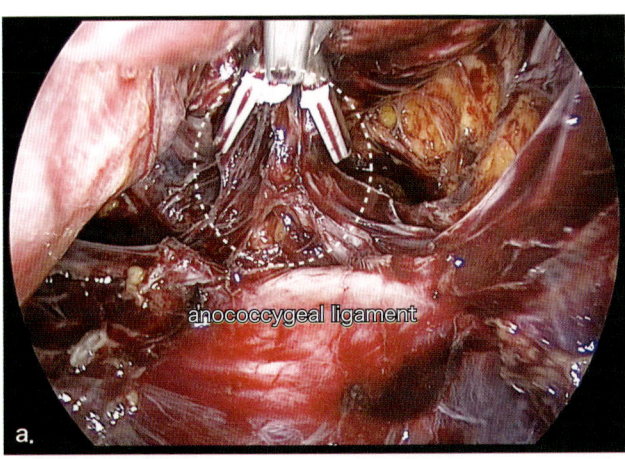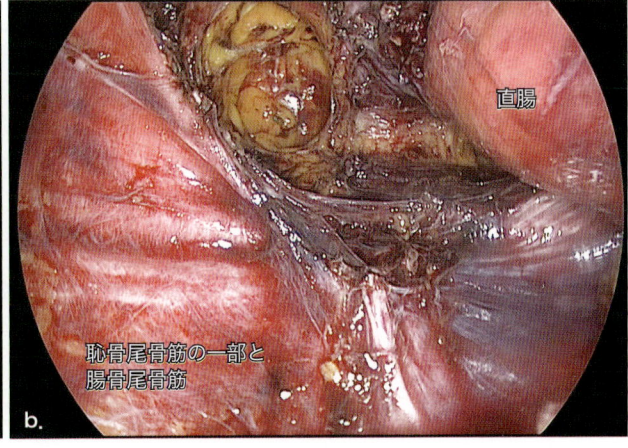

図 27　肛門尾骨腱
a：左右の坐骨直腸窩を展開すると中央に腱板様構造物が残存する．この構造物が肛門尾骨腱（anococcygeal ligament）に相当する．
b：肛門尾骨腱を切断すると坐骨直腸窩が広く展開される．

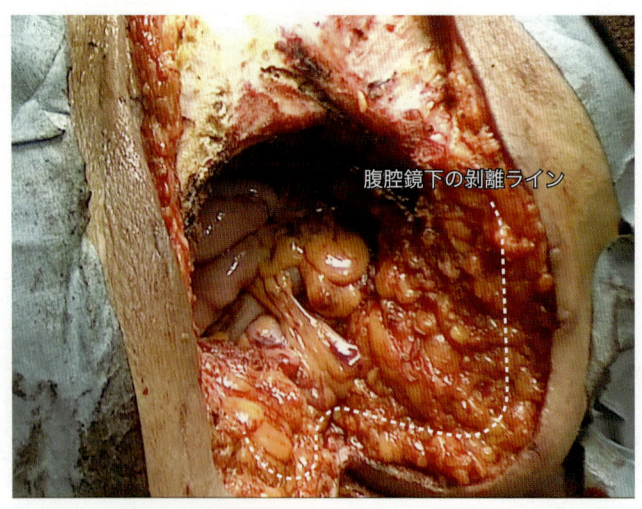

図28 骨盤内臓器摘出後
図の点線の部位まで腹腔鏡下に剥離可能であった．坐骨直腸窩を展開しない場合との会陰操作の違いに注目してほしい．（図21参照のこと）

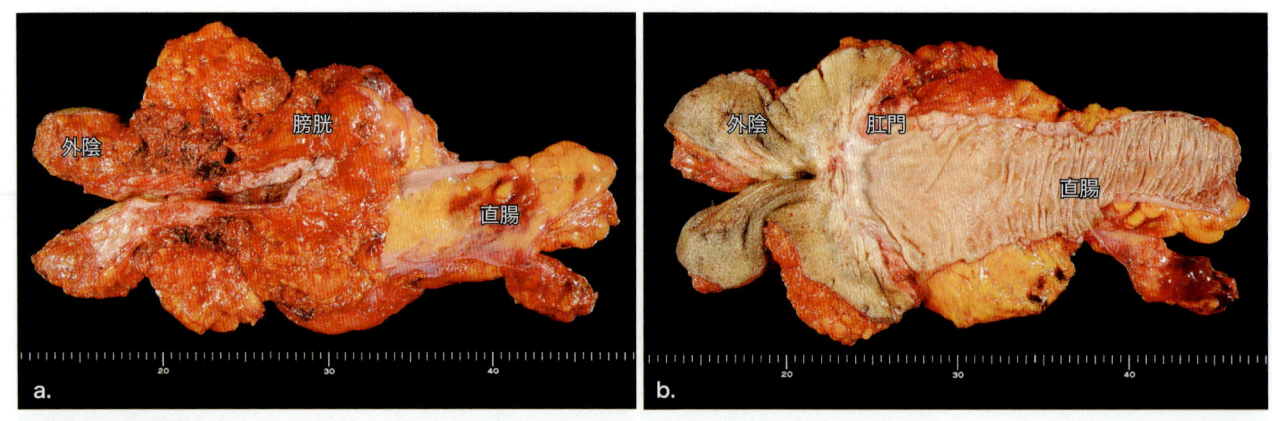

図29 摘出標本
a：前面，b：後面

巻き込む形で発育し，左水腎症を発症．手術時点では左無機能腎であったため左腎，尿管全摘術を追加した）．
　この症例のように再発腫瘍に対し腫瘍摘出術を計画する場合，腫瘍完全切除（R0）を行わなければ手術を施行する意味がない．そのため術前に完全切除可能かどうかを判断することが非常に重要である．術前の完全切除可能かどうかの判断においても局所解剖学的視点は欠くことができない重要な知識である．
　図30は手術施行前の造影CTを示す．再発腫瘍は左膀胱尿管移行部に位置し，膀胱ならびに内骨盤筋膜に浸潤を認めたが，骨盤骨そのものには浸潤しておらず，またAlcock管内（坐骨直腸窩）に浸潤を認めていなかったため，摘出可能と判断し，腹腔鏡補助下に再発腫瘍摘出術を行った．
　今回の場合完全切除可能かどうかを決定するポイントは2つである．
　①骨盤骨への浸潤はないか
　一般に骨盤の骨に浸潤を認めた場合は一部の例外を除き手術は不可能である．今回の場合，骨盤の壁を覆うendopelvic fascia（内閉鎖筋筋膜，恥骨尾骨筋筋膜）への浸潤は疑われたが，骨そのものへの浸潤はなく摘出可能と判断した．
　②Alcock管への浸潤はないか
　腫瘍は梨状筋下孔を占拠しており，Alcock管内への浸潤の有無は非常に重要な情報となる．腹腔内からアプローチを行い，Alcock管に流入する内陰部血管を引き抜いた場合，修復が極めて困難な出血を認める可能性が高い．そのため造影CTにて腫瘍とAlcock管（坐骨直腸窩）との位置関係を見たところ，腫瘍は肛門挙筋筋膜に浸潤する可能性はあるものの，梨状筋下孔，Alcock管内には浸潤を認めないため摘出可能と判断した．

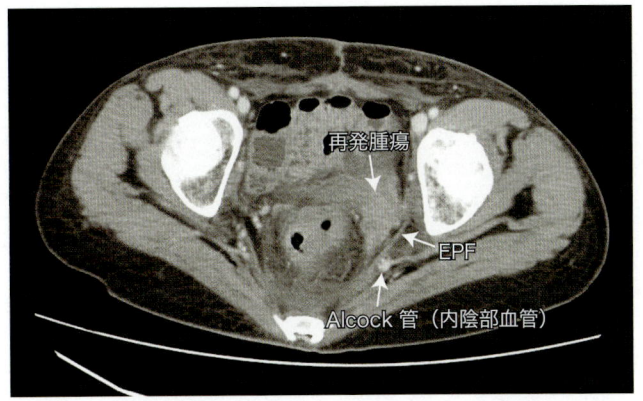

図 30 子宮頸癌（悪性腺腫）の左骨盤壁再発に対し腹腔鏡補助下腫瘍摘出術，左腎，尿管摘出術，膀胱部分切除術を施行した症例の術前 CT 像

再発腫瘍は膀胱，内骨盤筋膜（EPF）に浸潤するものの骨盤骨には浸潤していない．最も重要な所見は腫瘍が Alcock 管内に浸潤していないということである．
（手術 69：1237-1297, 2015）

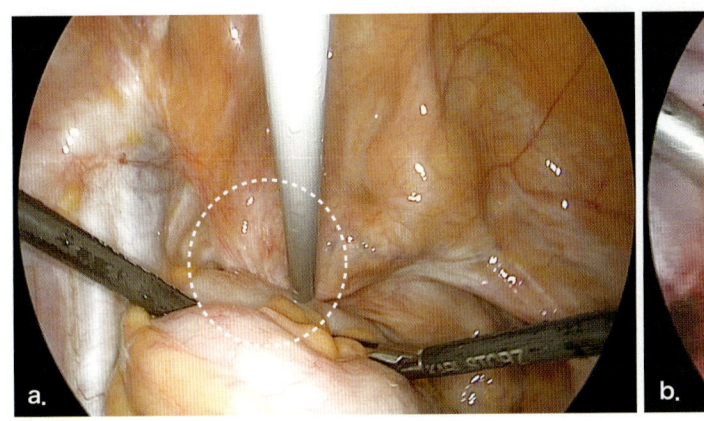
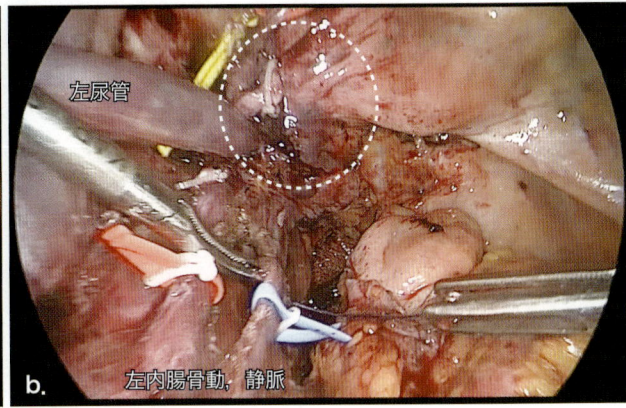

図 31 手術の実際①
a：腹腔内所見．腫瘍再発部位と思われる左骨盤壁に直腸が癒着している．
b：暫定的に腫瘍周囲を剝離．腫瘍に左尿管，膀胱，左内腸骨血管が巻き込まれている．

　このように局所解剖学的視点は安全な手術操作に必要不可欠であるばかりか，術前のシミュレーションにも必要なものであることがわかる．

　それでは実際の手術の解説を行う．

　再発腫瘍は CT の読影どおり左尿管膀胱移行部を占拠し，直腸の癒着を認めたものの，直腸への直接浸潤は認めず，直腸は剝離可能であった（図 31a）が，再発腫瘍は左尿管，内腸骨血管を巻き込み，同部位は分離不可能であった（図 31b）．そこで左内腸骨血管を上殿血管が分岐したのちに結紮，切断し，分枝をクリッピング処理し，梨状筋下孔から骨盤外に流出する部位（Alcock 管につながる部位）まで剝離，分離する（図 32）．続いて梨状筋下孔から骨盤外に出る直前で内陰部血管をクリッピング，切断．左尿管を腫瘍近傍で切断し，腫瘍に内腸骨血管，尿管を付着させた状態で，内閉鎖筋膜から剝離した（図 33）．続いて膀胱前腔を展開し，膀胱を授動したのちに，膀胱を部分切除することで腫瘍を摘出した（図 34）．摘出後，剝離した骨盤壁に残存腫瘍がないことを確認するため生検し，迅速病理診断を数箇所行ったところ，梨状筋下孔から内陰部血管が流出する部位（Alcock 管につながる部位）でクリッピングを行った周囲に腫瘍の残存を認めた（図 35a）．同部位は術前の CT でも endopelvic fascia への腫瘍の浸潤が疑われた部位であり，坐骨直腸窩内への血管の引き抜きを恐れて切除ラインが腫瘍寄りになったためと考えられた．そこで endopelvic fascia を切開し，梨状筋下孔の内陰部血管流入部を少し拡大し，約 1 cm 内陰部血管を腹腔内に引き出し，仙骨神経叢に合流する仙骨神経直上で内陰部血管をクリッピング，切断した（図 35b）．仙骨神経叢直上の剝離ラインで剝離し，内閉鎖筋膜，恥骨尾骨筋筋膜ごと残

第 1 章　安全に手術を行うための骨盤解剖の習得

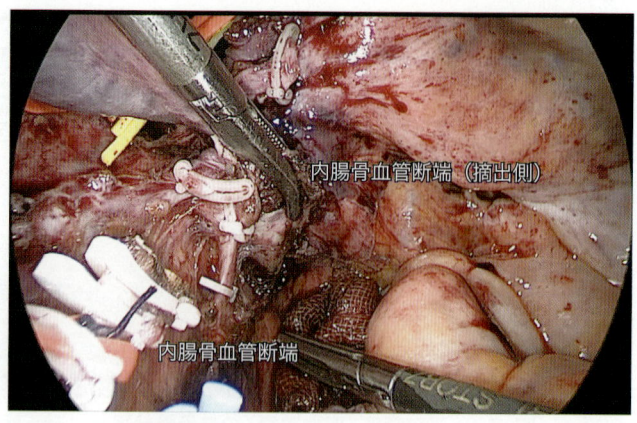

図 32　手術の実際②
内腸骨血管を切断し，分枝をクリッピング，切断し，内腸骨血管の梨状筋下孔までの走行を確認する．

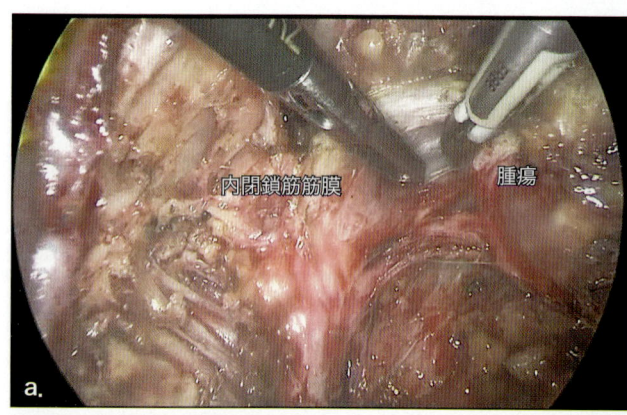
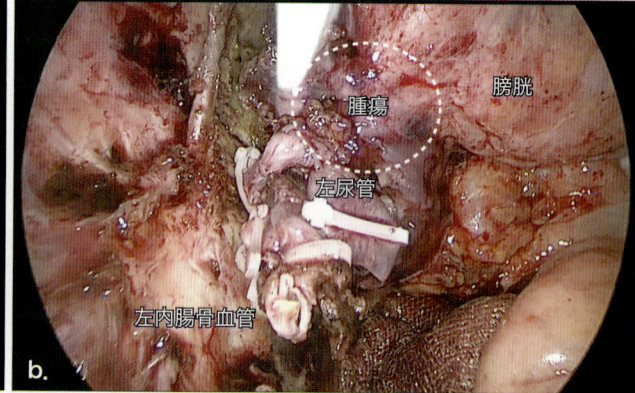

図 33　手術の実際③
a：腫瘍を内閉鎖筋筋膜から剝離．
b：左尿管，内腸骨血管を腫瘍に付着させた状態で周囲（骨盤壁）から剝離を行った．

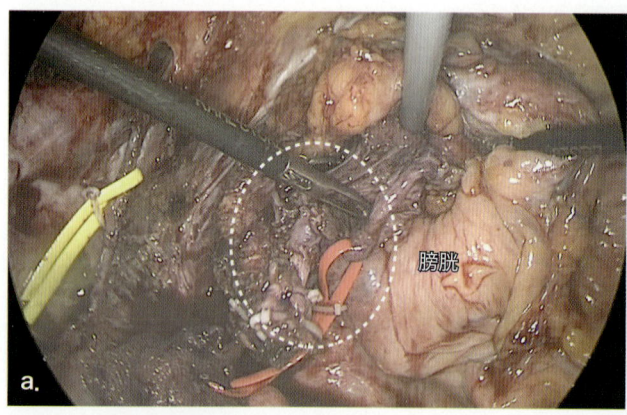
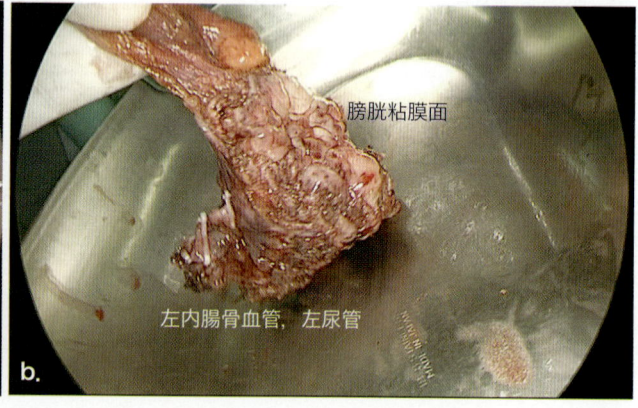

図 34　手術の実際④
膀胱部分切除を行い腫瘍を内腸骨血管，左尿管ごと摘出した．

存腫瘍を摘出することで，腫瘍の完全切除が可能であった（図 36）．膀胱，尿管，内腸骨血管，内閉鎖筋筋膜，恥骨尾骨筋筋膜を合併切除することで遺残させることなく腫瘍を完全切除することが可能であった．また，内陰部血管を Alcock 管手前で処理可能であったため，坐骨直腸窩を開放する必要がなかった．根治手術ならびに同時化学放射線治療後の骨盤壁再発であり，強固な線維化，癒着を認めたものの，十分な骨盤壁の系統解剖学の理解が安全な手術を可能にしたと考えられた例である．

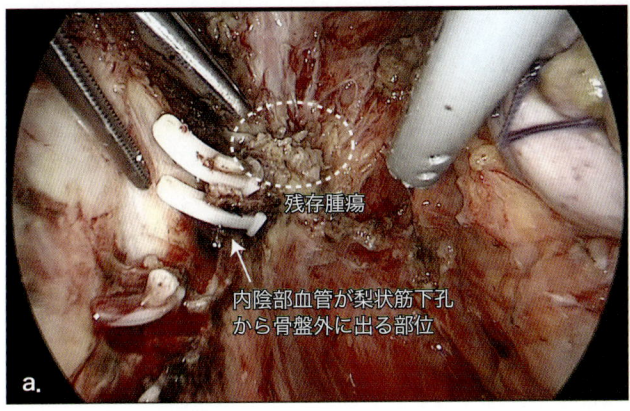
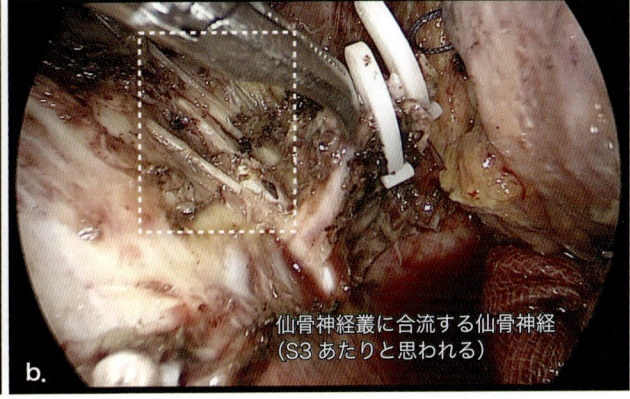

図35 手術の実際⑤
a：Alcock 管につながる部位．
b：この図をみても内腸骨血管系と仙骨神経叢が貫く梨状筋下孔の位置が大きく違うことがわかる．

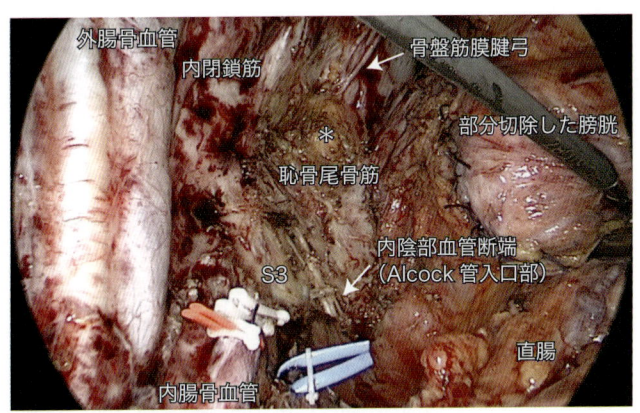

図36 再発腫瘍摘出後の骨盤壁の様子
腫瘍切除に伴い内閉鎖筋，恥骨尾骨筋の一部が切除され仙骨神経（S3）や内陰部血管が梨状筋下孔から骨盤外に出る部位で露出されている．
＊：恥骨尾骨筋が一部切除され，坐骨直腸窩に達している．

症例4：再発子宮頸癌（2）

理解したいポイント：線維化が強い状況下での内腸骨血管の同定，腔の展開

子宮頸部腺癌 1b1 期に対し他院で開腹準広汎子宮全摘術，両側付属器切除術，骨盤内リンパ節郭清術を施行し，術後 CCRT を補助療法として追加した症例．

CCRT 後1年1ヵ月で腟断端に再発腫瘍を認め，当科紹介受診．腫瘍は腟上部1/2を置換し，膀胱への浸潤，また左傍腟結合組織への浸潤も疑われたものの，局所再発のみで他の転移を認めなかった．そこでこの症例に対して腹腔鏡補助下前方内臓全摘術，左広汎腟傍結合組織摘出術，回腸導管造設術を予定した．

図37aが手術開始時の腹腔内である．前回手術，CCRT の影響でS状結腸は左骨盤壁に癒着．癒着剝離を行うと，S状結腸癒着部の直下に外腸骨血管が露出された．露出された外腸骨血管を損傷しないよう，慎重にS状結腸を後腹膜より剝離した．このように骨盤内リンパ節郭清術後では血管が直接腸管や尿管と癒着を認めることがあるため慎重な癒着剝離が必要となる．

さて，S状結腸が剝離されたのちに後腹膜腔の展開に移る．骨盤内臓器を摘出する場合切除対象となる血管は内腸骨系の血管である．当然，内腸骨動静脈を同定，分離を行うことが必要であるが，根治的手術かつ CCRT 後の後腹膜腔を展開し，内腸骨血管系を分離するのは容易ではない．根治的手術，CCRT 施行後の後腹膜腔を展開した経験が数多くあるわけではないものの，内腸骨血管系は根治的手術後は骨盤壁に強固に癒着し，線維化組織のなかに埋もれるように存在することが多く，はじめに内腸骨血管を同定するより，癒着が比較的緩い

第 1 章　安全に手術を行うための骨盤解剖の習得

　尿管を先に同定し，尿管を解剖学的ランドマークとしたうえで内腸骨血管を同定する方法が安全と我々は考えている（図 38）（症例 3 の場合も内腸骨血管周囲の線維化は非常に強く，まず尿管から同定したのちに，内腸骨血管の分離を行った）．

　尿管同定後，尿管と血管の交差する位置を目安に内腸骨血管の走行をイメージする．イメージされた内腸骨血管の走行に合わせて線維化組織を切開し，内腸骨動静脈を同定，分離する（図 39）．その後内腸骨血管から分岐する側臍靱帯根部を同定し，膀胱側腔を展開しようとしたが，線維化が強くまったく展開できなかった．線維化が非常に強いこのような症例では大血管さえ視認することが困難で，臓器の立体的位置関係をイメージしたうえで，どうしても展開できない線維組織は思い切って切開する勇気が必要である．そこで図 40 に見られるように一部露出された外腸骨血管の位置と，側臍靱帯根部の位置から側臍靱帯の走行をイメージし，強固な線維化組織を一気に切開，膀胱側腔を展開した．内腸骨血管同定時に展開された Lazko の直腸側腔との間に硬結を持つ基靱帯根部が同定された（図 41）．このように腔が展開されると立体的位置関係の認識が容易となるため，安全に手術を行うことが可能となる．このような線維化が予想される症例を安全に行うコツは「いかに手

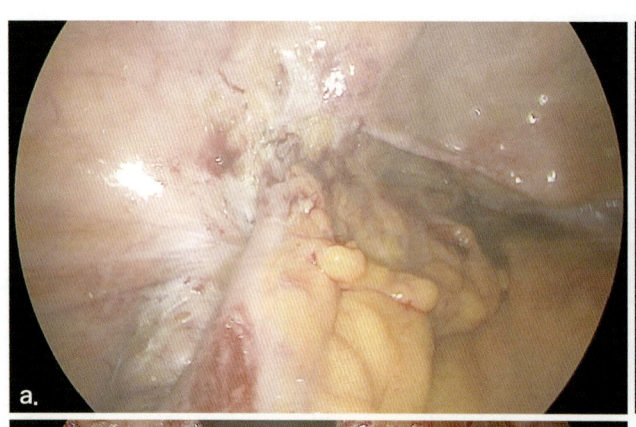
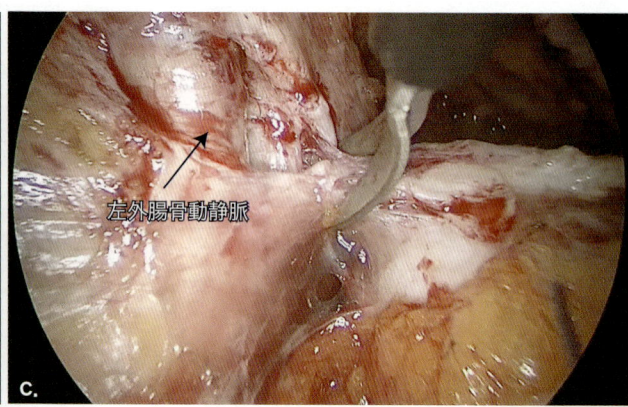
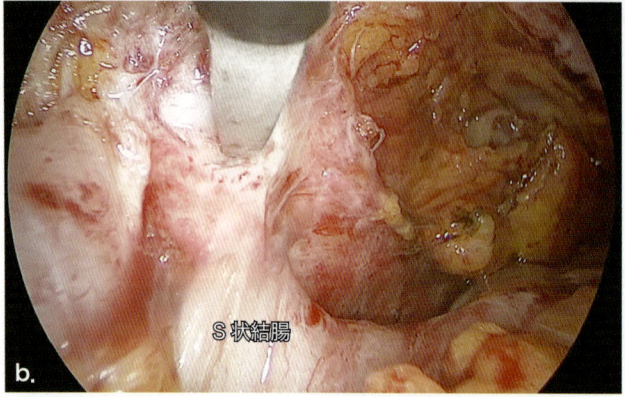

図 37　腹腔内所見
a：手術，CCRT の影響で S 状結腸が左骨盤壁に癒着を認める．
b：S 状結腸を左骨盤壁から癒着剥離を行うと，同部位に外腸骨血管が癒着．
c：外腸骨血管を損傷しないよう，S 状結腸の癒着剥離を施行．

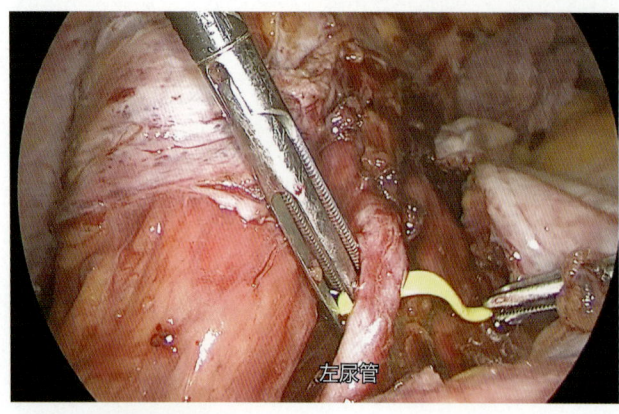
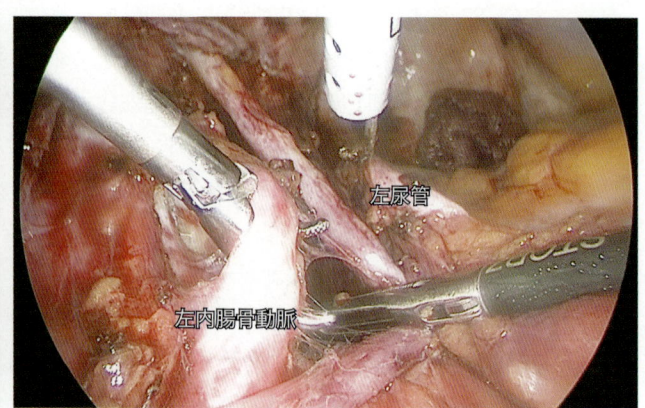

図 38　尿管の同定
まず尿管を同定し分離する．

図 39　内腸骨血管の同定
左尿管を解剖学的ランドマークとして左内腸骨動脈，続いて左内腸骨静脈を同定する．

術序盤で膀胱側腔，直腸側腔を展開し，血管，神経，臓器などの立体的相互関係を把握するか」であると考えている．

このように直腸側腔，膀胱側腔が展開され，基靱帯の輪郭がイメージできたら後は血管周囲の線維化組織を切開し，血管を露出，切断するのみである．

子宮動脈をクリッピング切断し，下殿内陰部血管を露出し，分岐する基靱帯血管（深子宮静脈など）を順次クリッピング切断し，肛門挙筋に至る（図42，図43）．

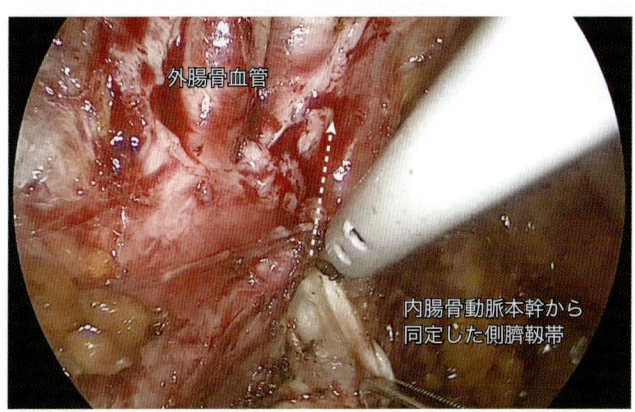

図40　膀胱側腔の展開
外腸骨血管と内腸骨血管の位置関係から膀胱側腔の入り口を予想して，側臍靱帯に沿う形で硬い結合組織を矢印の方向に一気に切断する．

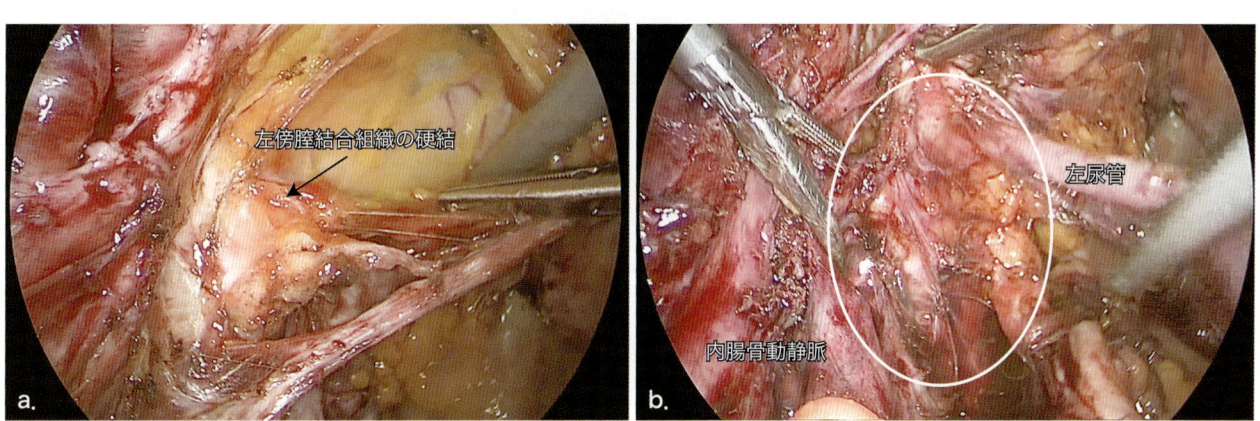

図41　傍膣結合組織の露出
a：展開された膀胱側腔，内診で触れた左傍膣結合組織の硬結を確認できる．
b：直腸側腔側からみた左傍膣結合組織．

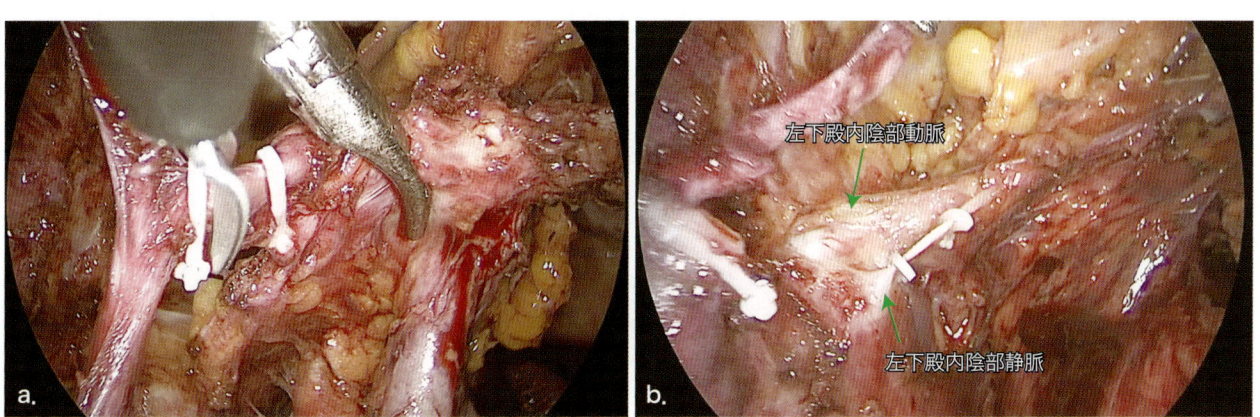

図42　傍膣結合組織の切断①
a：子宮動脈をクリッピング，切断．
b：基靱帯血管を内腸骨血管から分岐する根部でクリッピング切断．

第1章　安全に手術を行うための骨盤解剖の習得

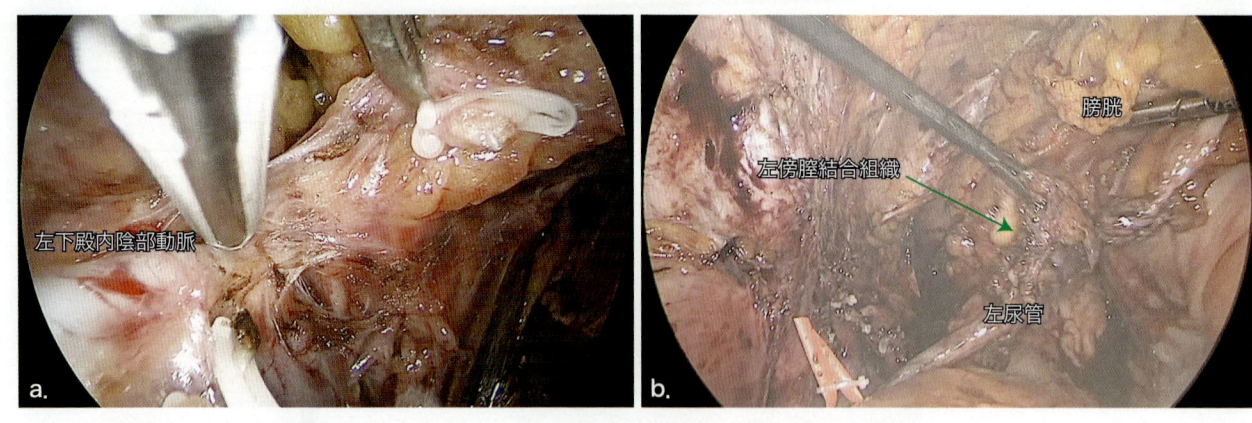

図43　傍膣結合組織の切断②
a：左下殿内陰部血管から分岐する動静脈を骨盤底まですべて切断する．
b：左傍膣結合組織は血管を骨盤底まですべて切離することで骨盤壁から分離される．

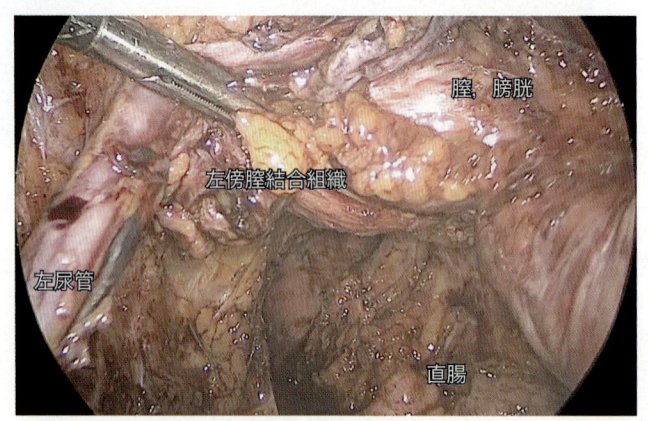

図44　骨盤底までの剥離
この図は骨盤底（肛門挙筋）まで膀胱，膣周囲を剥離したところ．
こののちに恥骨尾骨筋から坐骨直腸窩に進入し，会陰直下まで剥離する．

　この状態で左広汎傍膣結合組織摘出は終了し，肛門挙筋に至っている（図44）．腫瘍は膣断端から膀胱粘膜にかけ浸潤しているため，前方内臓全摘術を行うが，膣の入口部，尿道，外陰には腫瘍の浸潤は認めないため，外陰の切除は最低限にしなければならない．そこで小陰唇内側で尿道，膣を切開し，膀胱，尿道，膣を摘出を行うこととしたが，その場合，皮膚切開は小さく術野の展開が困難なため，経会陰操作で坐骨直腸窩を剥離展開し，腹腔内からの剥離操作のラインと一致させることは極めて困難である．そこで症例2同様に肛門挙筋の最も腹側に存在する恥骨尾骨筋を切開し，坐骨直腸窩に到達．同部位を剥離し，会陰皮膚直下まで剥離を行う．そうすることで膣入口部を切開したのみで腹腔内からの切除ラインと一致させ膣，左傍膣結合組織，尿道，膀胱を摘出可能であった（図45）．
　図46は手術終了時の写真である．左基靱帯（傍膣結合組織）は内腸骨血管分岐部から完全に切除されている．また，直腸の腹側で坐骨直腸窩は展開されていることがわかるであろう．

　このような根治手術，CCRT後といった強固な線維化が予測される困難手術症例であったとしても，局所解剖学的視点からみた解剖学的知識を備えることで安全に手術を施行することが可能になる．

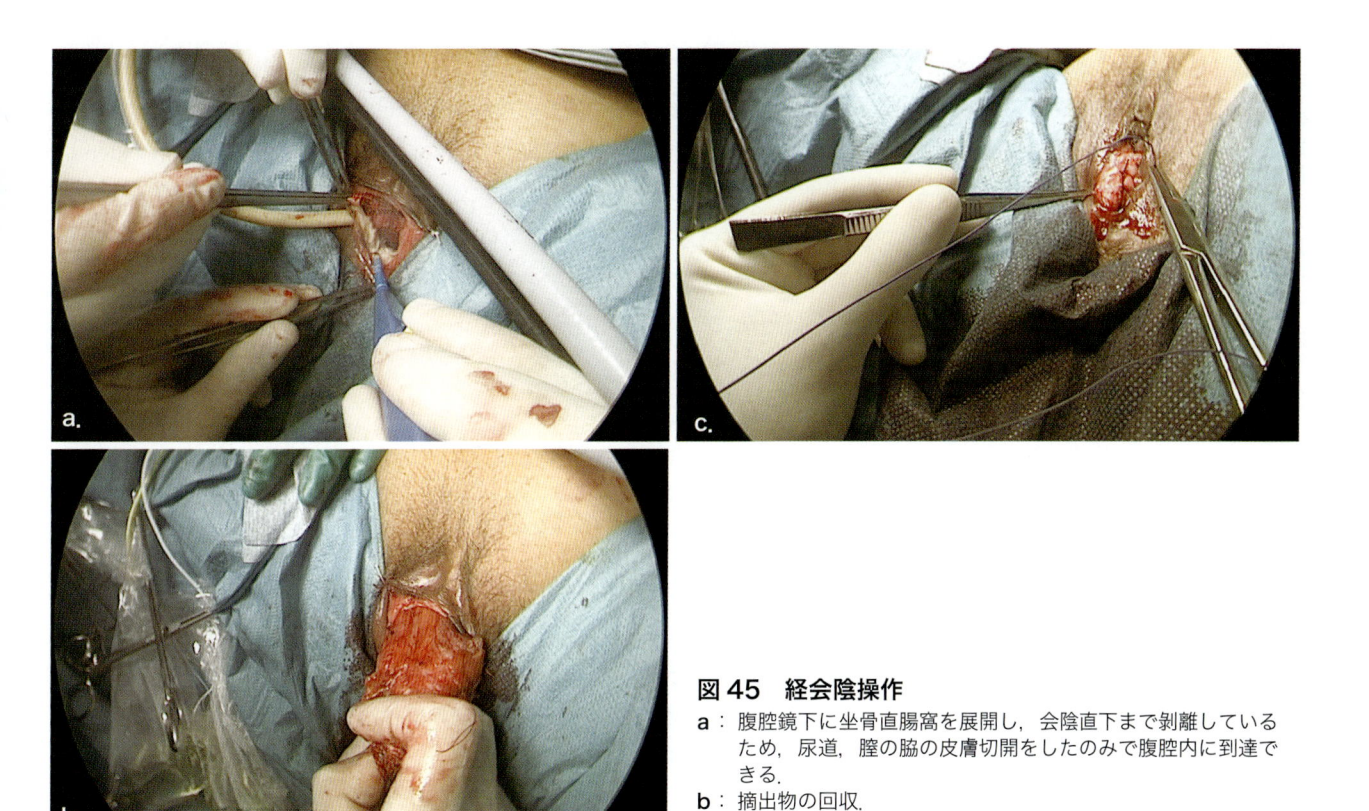

図45　経会陰操作
a：腹腔鏡下に坐骨直腸窩を展開し，会陰直下まで剝離しているため，尿道，膣の脇の皮膚切開をしたのみで腹腔内に到達できる．
b：摘出物の回収．
c：膀胱，尿道，膣全摘後，創部を閉鎖する．

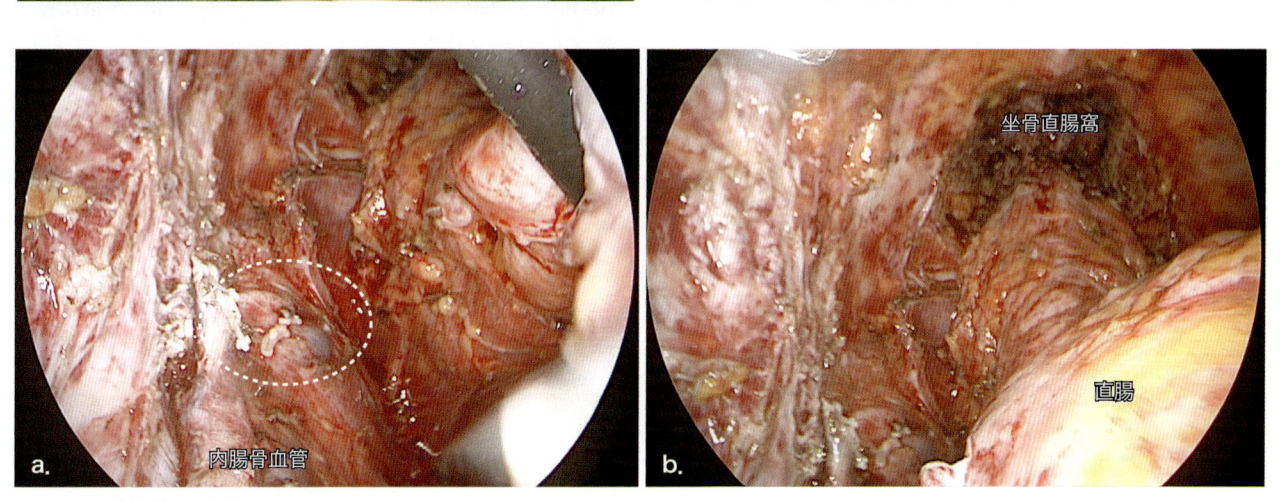

図46　手術終了時点
a：傍膣結合組織は内腸骨血管分岐部で完全切除されている．
b：恥骨尾骨筋，腸骨尾骨筋を切開し，直腸腹側で坐骨直腸窩が広く展開されている．

【根治手術後化学療法抵抗性照射野内再発子宮頸癌に対する治療〜側方再発に対する手術療法について〜】

　根治手術後化学療法抵抗性照射野内再発子宮頸癌に対して最も生命予後を改善する可能性がある治療法は手術療法である．手術を行ううえでは切除断端陽症例の予後は有意に悪いことが報告されており，切除断端陰性は絶対条件となる[8]．一般的に子宮頸がんの側方再発（壁側再発）症例には手術適応がないとされ，その理由は高い周術期合併症率であるにもかかわらず切除断端陽性率が高いことにあると考えられる．

　Jurado らの照射野内再発子宮頸癌 48 例の検討をみても，腫瘍完全切除率（10 mm 以上の free margin をもって切除可能であった症例）は中央再発症例で 65％（13/20），側方再発症例で 28.6％（8/28）で有意に側方再発症例での腫瘍完全切除率が低いとされる．ところが腫瘍を完全に切除可能であった症例の疾患特異的 10 年生存率は中央再発群で 45.8％，側方再発群で 33.3％であり，有意差を認めず同等であるとの結果であった．また，彼らの報告では合併症率は中央再発群で 65％，側方再発群で 73.3％であり有意差を認めなかったことから，適応を

見極めることができれば決して側方再発症例に対する手術療法は禁忌とはいえないと結論づけている．

Hockelらは，内閉鎖筋，恥骨尾骨筋，腸骨尾骨筋，尾骨筋などの骨盤壁を覆う筋肉ごと摘出することで従来手術適応と考えられなかった側方再発の腫瘍に対して完全腫瘍摘出が可能であるというLEER（laterally extended endopelvic resection）といった術式を報告[9]している．彼らは骨盤壁に達する進行，再発子宮頸癌，膣癌症例67例に対しこの術式を適応することで全例において完全腫瘍摘出が可能であったと報告した．

このような背景から壁側再発症例に対しても我々は手術療法を適応することとした．壁側再発症例に対して手術を施行する場合，最も重要なことは術前に完全腫瘍切除が可能であるか否かを評価することである．我々の施設ではLEERの適応に準じ術前の画像診断により，

①骨盤骨への浸潤を認めないこと
②腰仙骨神経叢，坐骨神経の近位に浸潤を認めないこと
③Alcock管（坐骨直腸窩）への浸潤を認めないこと

を適応とした．

症例3では梨状筋下孔付近に腫瘍は占拠していたものの，Alcock管への浸潤は認めないこと，内閉鎖筋，恥骨尾骨筋には浸潤が疑われるものの，骨盤骨への浸潤を認めないことから完全切除可能と判断し手術を行った．腫瘍は術前の画像診断で示されたように内閉鎖筋筋膜，恥骨尾骨筋筋膜に浸潤を認め，また腰仙骨神経叢のS3本幹に接していたものの分離可能であり，神経を損傷することなく完全腫瘍摘出が可能であった．

しかし，放射線治療後の再発腫瘍の場合，再発腫瘍の周囲には線維化が認められるため正確な腫瘍の浸潤の程度を画像で診断することには限界があるとされ[10, 11]，術前に切除不能と画像的に判断された放射線治療後の再発子宮頸癌の約1/3の症例で完全切除可能であったとの報告も認められる[8]ことから，術前評価は画像所見のみに頼らず総合的な判断が必要と考えられる．

ではどのように総合的な判断を行うか？

図47を見ていただきたい．この図は子宮頸部腺扁平上皮癌1b2期に対して，根治手術を施行し，術後CCRTを施行するも右骨盤壁に再発した症例のMRIである．図47aでは再発腫瘍と坐骨神経との関係は明らかではないものの，図47bで示されるように右中殿筋の明らかなdenervation atrophyを認め，再発時期に一致し右殿部の痛みが持続していることから腫瘍の坐骨神経（または仙骨神経叢）への浸潤があると判断し，手術をあきらめた症例である．我々は再発部位に一致した殿部の痛みは手術可能かどうかを判断する重要な所見であると考えている．

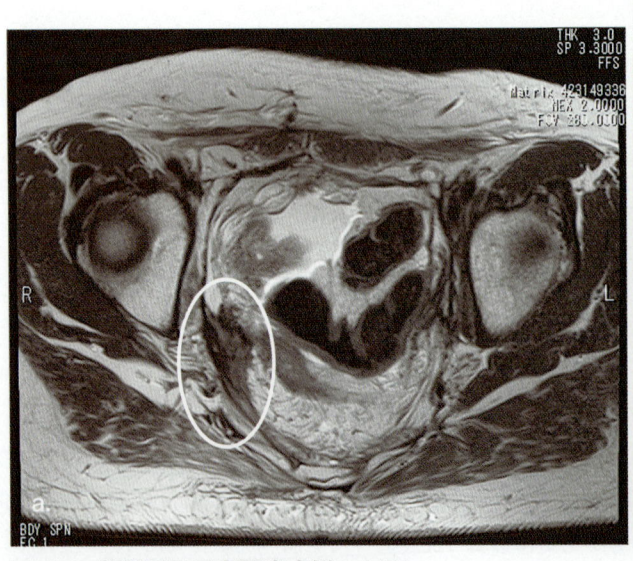

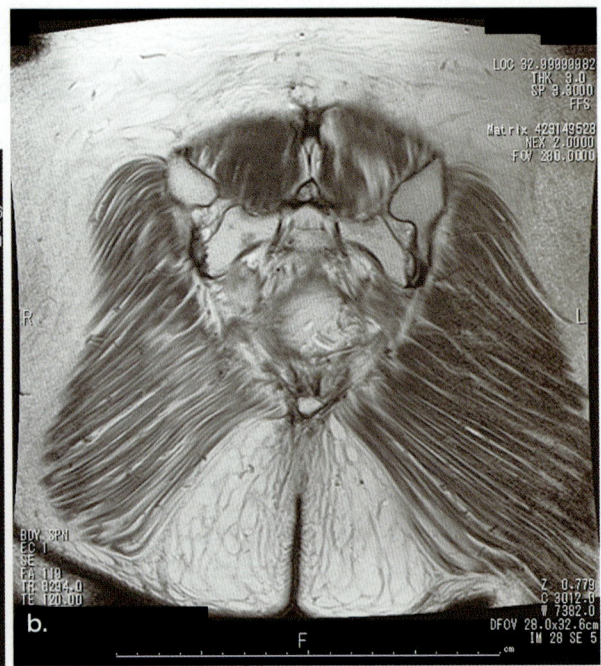

図47 壁側再発子宮頸癌症例のMRI
a：右骨盤壁に再発腫瘍を認める（〇）．
b：右中殿筋のdenervation atrophyを認める．

E 胎生解剖に基づいた外科解剖学視点から考える骨盤解剖〜膜のつながりを理解する〜

　子宮，直腸，膀胱といった骨盤内臓器は蓄尿（蓄便）/排尿（排便），妊娠/出産によって劇的に形状を変化させる．それらの臓器がお互いに干渉することなく，狭い骨盤内で効率的に機能できる理由は，骨盤内臓器が形態を一定に保つことができる膜構造を持ち，かつそれらの臓器が自在に変形/運動できる腔が周囲に存在するからである．

　女性骨盤内は上記理由から膜，腔が存在するために層が形成されているのである．腔，層を形づくるものは膜であるため，女性骨盤においては膜解剖が重要となるのである．

1. はじめに

　手術を円滑に行うための理論的解剖学である外科解剖学は胎生期の発生とかかわり合いが強い．なぜなら，外科解剖学で重視されるのは"膜"であり，膜構造は胎生期の発生過程において衝突したり，癒合したりして形成されるためである．このような背景から視点を胎生期の発生過程に向けると，膜解剖が非常に理解しやすくなると我々は考える．ただし，外科解剖学自体まだ市民権を十分に得ていない領域である．ましてやそこに胎生期の発生を組み合わせるなんて，まったく根拠がないではないかとお叱りを受けるかもしれない．確かにこの領域に関しては十分なエビデンスは存在しないし，今後も出てくることはないであろう．しかし，それでよいではないか．外科解剖学はあくまで手術を円滑に行うための理論的解剖学である．つくり話でも手術を安全に行うことを可能にする方法論なら役目は十分に果たしているはずである．我々が普段行う手術が胎生期の発生に基づいているというロマンのある小説を読むような気持で本章を読んでいただけたらと思う．

2. 後腹膜臓器の発生

　後腹膜腔とは解剖学的には腹壁の後壁と腹膜の間の腔であり，後腹膜臓器とは後腹膜腔に存在する臓器を指す．後腹膜臓器としては膵臓，十二指腸，腎臓，副腎，尿管などであり，我々が扱う子宮も一応後腹膜臓器に含まれる（正確には子宮や上行結腸，下行結腸などは半腹膜内臓器に分類され，腹腔内臓器と後腹膜臓器の中間のように扱われる）．

　ただし，同じように分類される後腹膜臓器であるが，手術を行ううえでは（外科解剖学的には）明らかに腎臓，副腎，尿管と膵臓，十二指腸は別物として扱わなければならない．その理由は発生過程を見れば理解できる．

　図48に示されるようにもともと体腔内臓器は1本の管につながる腹腔内臓器であった（原腸と呼ばれる）．ところが胎生6週ごろ胃が回旋するに従い，十二指腸はC-shaped loopを形成し，右回りに回旋を開始する．この回旋に伴い，十二指腸と膵臓は壁側腹膜に押し付けられる．その際，十二指腸，膵臓の臓側腹膜とそれら臓器が衝突した壁側腹膜が癒合し，癒合筋膜を形成することで，膵臓，十二指腸は後腹膜臓器化することとなる．そして，その際できた癒合筋膜は膵頭十二指腸側がTreitz fusion fascia，膵尾部側がToldt fusion fasciaと呼ばれることとなる（図49）．

　この様子は非常にダイナミックな変化であり，Langman's medical embryology eleventh editionの原文のほうがより理解しやすいと思われるので，当該部を抜粋する．

　As the stomach rotates, the duodenum takes on the form of a C-shaped loop and rotates to the right. This rotation, together with rapid growth of the head of the pancreas, swings the duodenum from its initial midline position to the right side of the abdominal cavity. The duodenum and the head of the pancreas press against the dorsal body wall, and the right surface of the dorsal mesoduodenum fuses with the adjacent peritoneum. Both layers subsequently disappear, and the duodenum and head of the pancreas become fixed in a retroperitoneal position. The entire pancreas thus obtains a retroperitoneal position. The dorsal mesoduodenum disappears entirely except in the region of the pylorus of the stomach, where a small portion of the duodenum retains its mesentery and retains intraperitoneal.

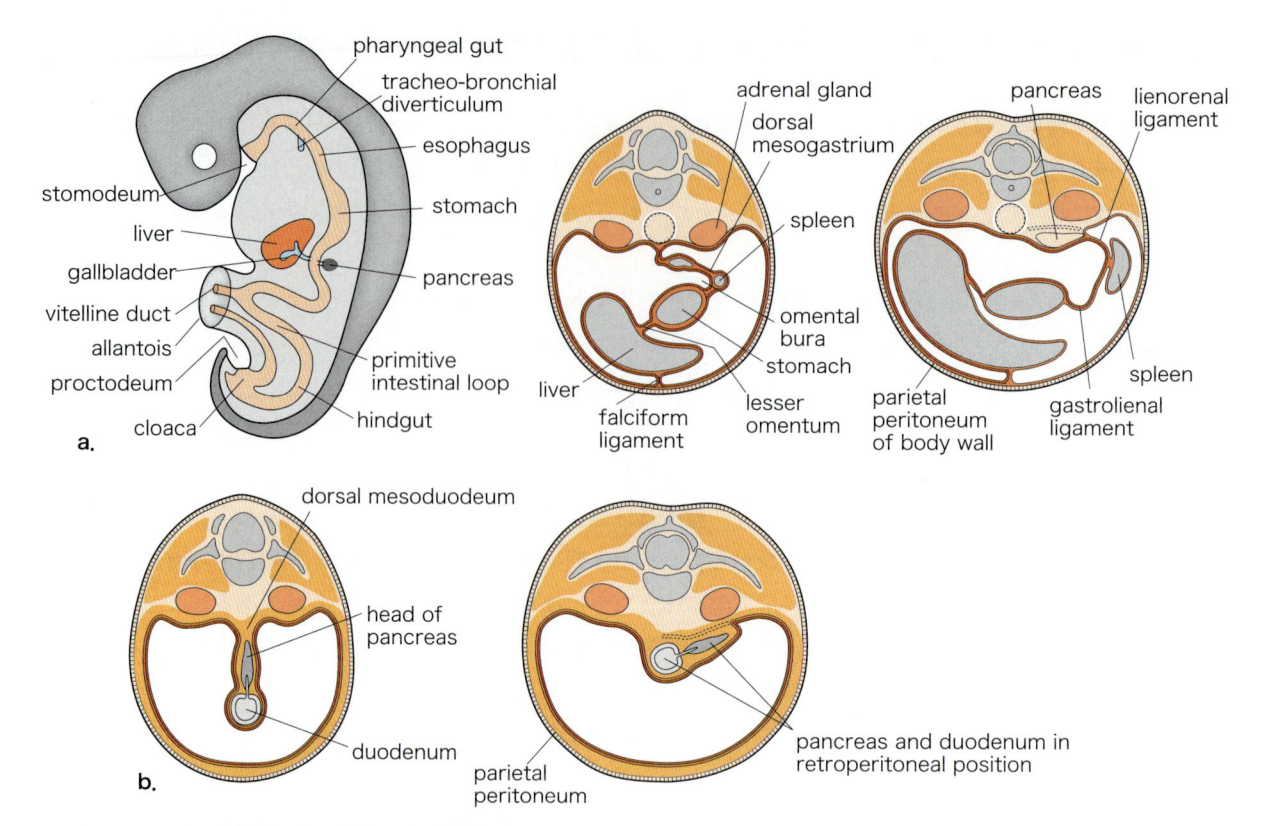

図 48　膵臓，十二指腸の後腹膜臓器化
a：胎生 4〜5 週
b：胎生 6 週〜
十二指腸，膵臓が回旋運動に伴い後壁に衝突，癒合し後腹膜臓器化する．
（Langman's Medical Embryology, 11th Ed より改変）

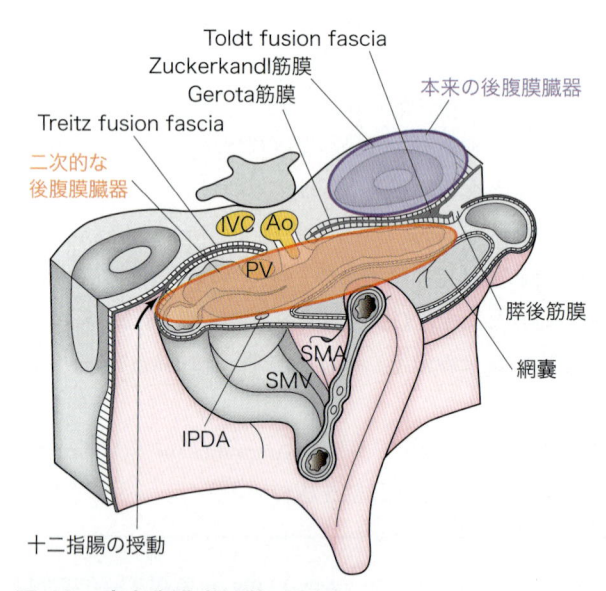

図 49　癒合腹膜（筋膜）の形成
衝突の熱エネルギー（？）で表面の腹膜同士が癒合することにより癒合筋膜がつくられる．
（イラストレイテッド外科手術―膜の解剖からみた術式のポイント，第 3 版，医学書院より抜粋）

このように十二指腸や膵臓はもともと腹腔内臓器であったが，発生過程の回旋，衝突により後腹膜臓器化した．そのため衝突によって獲得した癒合筋膜（Treitz，Toldt fusion fascia）を周囲に持つ．図 49 に示されるようにもともと後腹膜腔に発生した腎臓は癒合筋膜を持たず腎固有筋膜である腎筋膜（Gerota 筋膜，Zuckerkandl 筋膜）

を持つことで十二指腸や膵臓からは区別される.

このように後腹膜臓器は腎臓のように胎生初期から後腹膜に存在するものと，十二指腸や膵臓のように胎生初期は腹腔内臓器であったものが発生過程での臓器の移動によって後腹膜臓器化したものがあることがわかる．この違いが手術を円滑に行ううえで非常に重要なポイントとなる．胎生期の発生に興味を持っていただけたであろうか？

3. Modified Three Compartment Theory（MTCT）

発生過程からすると，もともとの腹腔内臓器が後腹膜臓器化した十二指腸，膵臓と腎臓とは明らかに性格が異なるものであることがわかる．では後腹膜腔（後腹膜臓器）をどのように分類すれば手術時に有用な解剖学となるか？　はじめにも定義したが手術を円滑に行うためにつくられた理論的解剖学が外科解剖学である．

図50に後腹膜アプローチで行った傍大動脈リンパ節郭清術施行後を示す．後腹膜アプローチとは腹腔内に到達することなく直接後腹膜腔（この場合は大動脈が存在する後腹膜腔）に到達するアプローチ法で，腹腔内臓器特に腸管が術野の展開の邪魔にならず，特に肥満患者などにおいては非常に有用な方法である．いったん術野が展開されればさほど難しくない手技であるが，後腹膜腔の膜構造を理解していないとこのスペースを展開することができない．

上述のように，腎臓と十二指腸・膵臓などは同じ後腹膜臓器であるが異なる層に位置する．では傍大動脈郭清を行う層（大動脈，下大静脈が位置する層）はどこにあたるのか？　図50c, dに注目してほしい．下大静脈と右尿管が同一の画面で見られるが，それらは同一の層には存在しないことがわかる．下大静脈の位置するスペースと右尿管は薄い膜で分けられることがわかるであろう．この事実は下大静脈や大動脈が存在する層は尿管の層より背側に存在することを表している（下大静脈の脇におかれたガーゼが右尿管の真下にあるにもかかわらずガーゼと尿管が触れていない．すなわち尿管の存在するスペースはガーゼの存在するスペース（下大静脈の存在するスペース）より腹側にあることがわかる）．

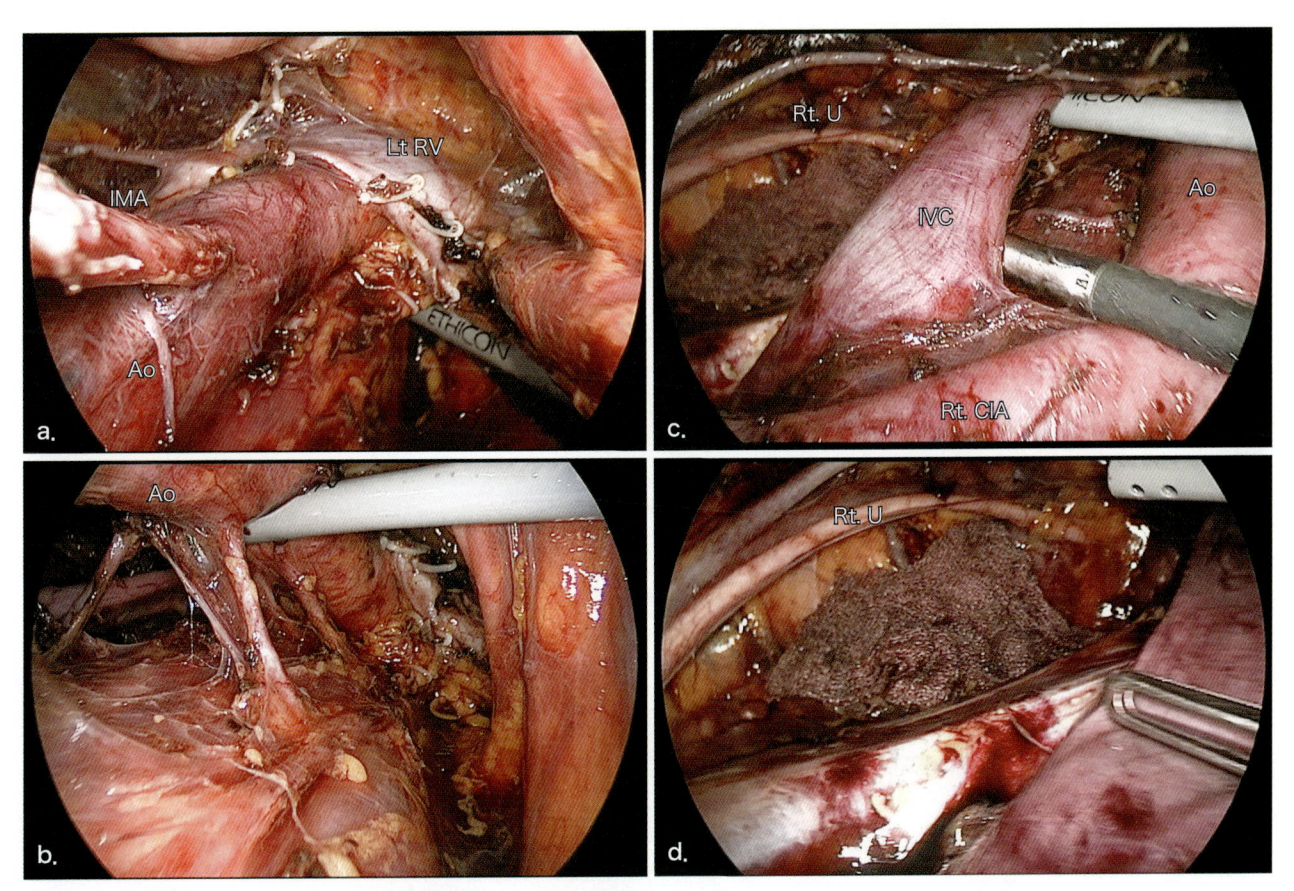

図50　後腹膜アプローチによる傍大動脈リンパ節郭清術
IMA：下腸間膜動脈，RV：腎静脈，Ao：大動脈，IVC：下大静脈，CIA：総腸骨動脈，U：尿管

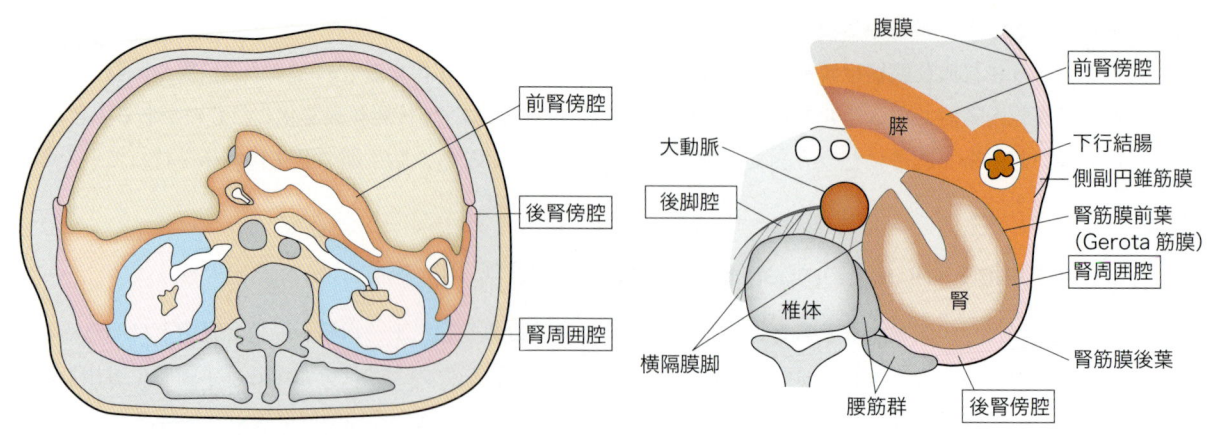

図51 Modified Three Compartment Theory
retrocrural space を後腹膜に分類し，実質臓器の存在しない後腎傍腔とともに後腹膜腔を3層構造として考えてみることで後腹膜腔の構造を整理する（腎周囲腔を形成する Gerota（Zuckerkandl）筋膜が key structure となる）．
後脚腔（retrocrural space）：横隔膜脚と椎体に囲まれた領域．後縦隔と後腹膜腔を連続させる部位．大動脈，下大静脈，奇静脈などが含まれる．
（文献12より改変）

　古くから腎臓周囲の後腹膜腔の構造は研究されており，図51は画像診断の論文[12]から引用したものであるが，腎臓は腎筋膜によって囲まれており，後腹膜腔を腎筋膜と腹膜との間の腔，腎筋膜に包まれた腔，腎筋膜より背側の腔に3つの腔に分けることが示されている．たとえば，後腹膜膿瘍などができた場合，それが上記腔のどこに存在するかで，膿瘍の広がりを予想することができるため，画像診断においても非常に重要な概念とされているらしい．上記腔には前腎傍腔，腎周囲腔，後腎傍腔という名称が与えられており，後腹膜腔の解剖を理解するうえで重要な解剖学的ランドマークとなる．
　前腎傍腔：十二指腸，膵臓，上行結腸，下行結腸（胎生期の腹腔内臓器が，腸回旋に伴い後腹膜臓器化したもの．そのために癒合筋膜を持つ臓器となる）．
　腎周囲腔：腎臓，副腎，尿管．
　後腎傍腔：Gerota 筋膜（腎筋膜）後葉より背側．実質臓器は存在しない．
と分けられる．後腹膜腔が3つの部屋に分けられることからこの理論をここでは Three Compartment Theory と名付ける．しかし，このままでは傍大動脈リンパ節郭清術を施行する際に展開される腔がどの領域に分類されるのか明確ではない．
　大動脈，下大静脈が存在するスペースは局所解剖学的には後脚腔（retrocrural space）と呼ばれ，横隔膜脚と椎体に囲まれた領域で後縦隔と後腹膜腔を連続させる部位と定義されている．外科解剖学とは手術を円滑に行ううえでの理論的解剖学と定義した．とすれば，実質臓器の存在しない後腎傍腔と後脚腔とを同一の腔として定義するほうが手術を行うための理論的解剖学としてはふさわしい．このような理論的背景から筆者は後腹膜を以下の3つのスペースに分ける．
　前腎傍腔：十二指腸，膵臓，上行結腸，下行結腸など癒合筋膜を持つ臓器が存在．
　腎周囲腔：腎，副腎，尿管など腎筋膜で包まれた臓器が存在．
　後腎傍腔，後脚腔：大動脈，下大静脈などが存在．
　この後腹膜腔の分類形式は我々が独自に考えたものであり，この分類法を Modified Three Compartment Theory（MTCT）と名付けることとする．
　このように後腹膜腔を理解すると，後腹膜アプローチによる傍大動脈リンパ節郭清術は腎筋膜の背側で展開される腔（後腎傍腔，後脚腔）で行う手術であり，展開の解剖学的ランドマークは腎筋膜であることがわかる．このことがわかれば図50で示される右尿管を包む膜は腎筋膜に連続する膜でなければならない．

4．腎筋膜の発生

　図52は腎臓の発生過程を示す．腎臓は胎生5週ごろ，腹膜下筋膜とは連続性を持たず，腹膜下筋膜の下の

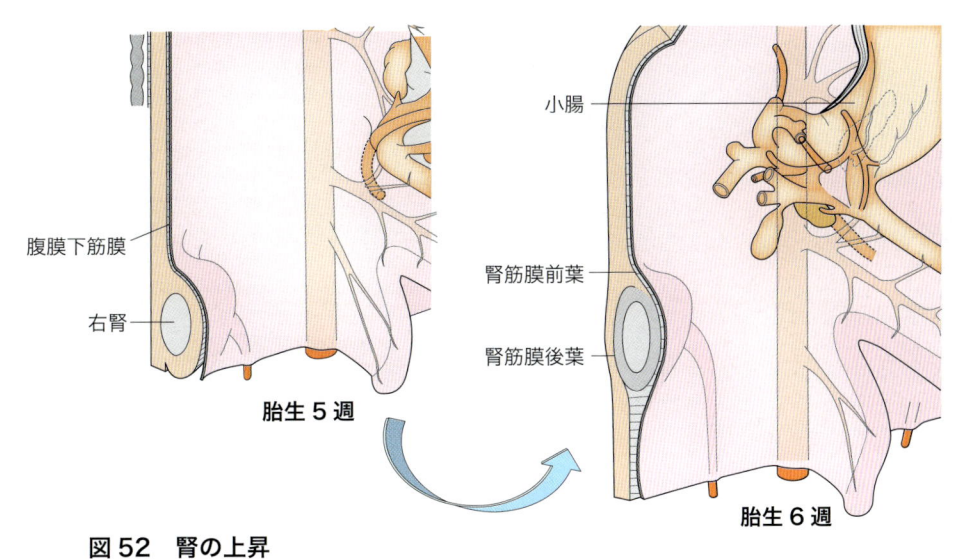

図52　腎の上昇
（イラストレイテッド外科手術―膜の解剖からみた術式のポイント，第3版，医学書院より改変）

脂肪（腹膜外脂肪）のなかに埋まった状態で骨盤内に存在する．そして，胎生6週ごろになると腎臓は骨盤内から徐々に上昇するが，この時点で腹膜下筋膜のなかに入り込むかたちで上昇する．このため，腎臓は腹膜下筋膜に包まれる構造となり，腎臓を包む腹膜下筋膜がのちのGerota筋膜（腎筋膜前葉），Zuckerkandl筋膜（腎筋膜後葉）となる．このように発生学的には腎筋膜は腹膜下筋膜由来のものであり，その名残は図49を見るとよくわかる．図49は十二指腸や膵臓が癒合筋膜を持ち後腹膜臓器化したことを示した図であるが，腎筋膜がTreitz，Toldt fusion fasciaを裏打ちするように存在することを表している．癒合筋膜が腹膜由来の組織であり，腎筋膜が腹膜下筋膜由来の組織であることを考えればこの構造は極めて自然なものであることがわかる．

さて，腎臓が腹膜下筋膜由来の膜に覆われているのであれば，腎臓と連続する尿管も腹膜下筋膜由来の膜構造に包まれると考えられる．その膜構造が後腹膜アプローチにて傍大動脈リンパ節郭清術を行った場合に下大静脈の層と尿管の層を分けていたことになる（図50）．

この尿管周囲の膜構造に注目することこそが広汎子宮全摘術をはじめとした婦人科手術を理論的に行うために非常に重要なポイントである．

5．尿管周囲の膜構造

婦人科医が最も尿管周囲の膜構造を意識するのは，尿管板（mesoureter）ではなかろうか．尿管板は岡林の直腸側腔とLazkoの直腸側腔との間に尿管と下腹神経を乗せた1枚の膜構造として認識される構造物である．尿管板といった用語からもわかるように，ほとんどの術者は1枚の板状の構造物と認識していると思われる．

図53は尿管と下腹神経を尿管板とともに剝離，分離したところである．一見尿管板は1枚の膜に見えるが，よく観察すると尿管は内側（岡林の直腸側腔側）も外側（Lazkoの直腸側腔側）も薄い膜に覆われており，尿管板は2枚の膜で構成されていることがわかる．図54は尿管の外側の膜を，図55は尿管内側の膜を分離したところである．意識しなければ見過ごしてしまうが，このように尿管は2枚の膜にパッキングされており，その2枚の薄い膜構造を合わせて尿管板と表現していることが理解される．腎臓が発生学的に腹膜下筋膜由来のGerota筋膜（腎筋膜前葉），Zuckerkandl筋膜（腎筋膜後葉）の2枚の膜で包まれていることはすでに解説した．腎臓に続く尿管も腎臓同様に2枚の膜構造に包まれていたとしても何ら不思議なことではない．腎臓の発生を考えると尿管が2枚の膜構造によってパッキングされていることは自然なこととして理解できるであろう．

尿管板の内側の膜は直腸側からみると，ちょうど尿管，下腹神経を覆う膜として捉えられる．すなわち直腸周囲の剝離を行う場合，この膜を剝離面が越えなければ必然的に尿管，下腹神経を損傷することはなく，神経温存術式や尿管損傷を防ぐ手技としての重要な解剖学的ランドマークとなる．そのため直腸外科領域では（尿管）下腹神経前筋膜と名付けられ，直腸外科手術を行ううえで重要な構造物として扱われる．このように外科解

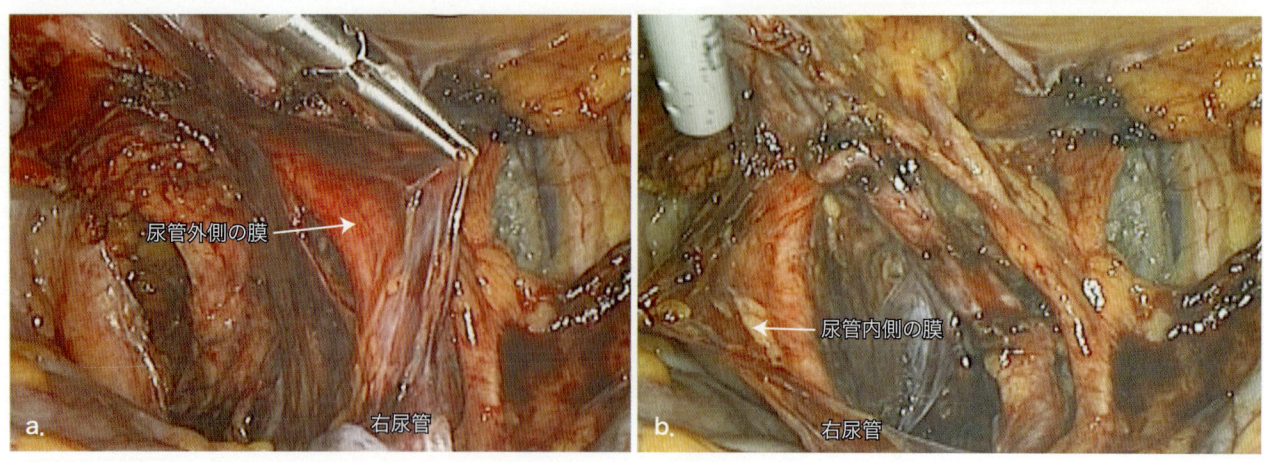

図53 尿管板
一見1枚に見える尿管板であるがよくみると2枚の膜が癒合した構造であることがわかる．
a：岡林の直腸側腔側．
b：Lazkoの直腸側腔側．

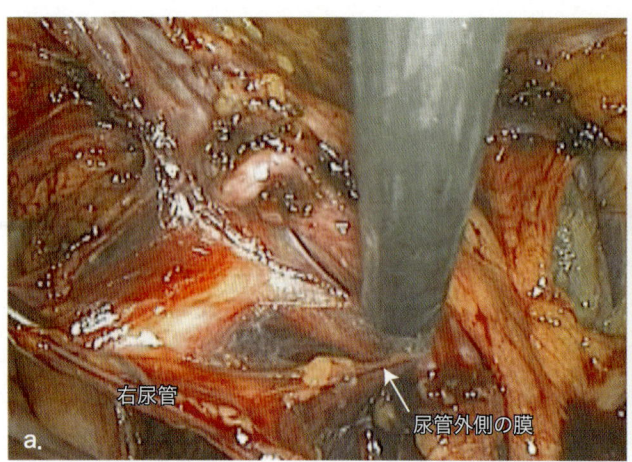

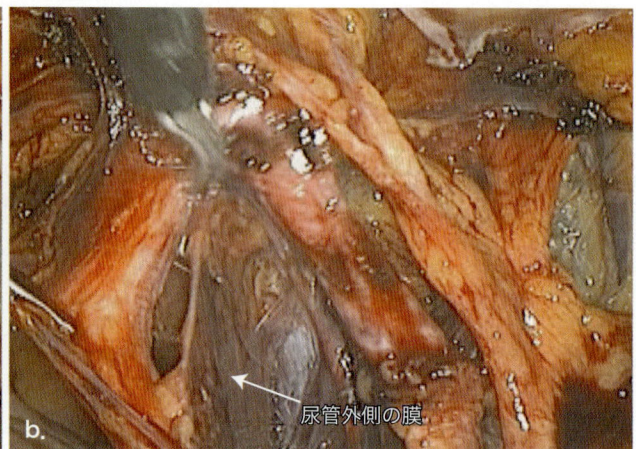

図54 尿管外側の膜
a：尿管外側の膜を剝離しているところ．
b：尿管外側の膜を尿管から分離．

剖学領域においては同一の構造物も別々の名称で呼ばれていることはしばしば経験されることである．

　注）婦人科領域の手術においても下腹神経前筋膜を解剖学的ランドマークと考え行う手術がいくつか存在する．そのひとつが骨盤臓器脱に対して行われるメッシュを用いた仙骨への吊り上げ術である．この手術においてメッシュは直腸固有筋膜と下腹神経前筋膜との間につくられるスペースに配置される．直腸癌に対して行われるTME (total mesorectal excision)のときに展開される腔と同様である．このスペースを展開するときに尿管の損傷が危惧されるためステントを入れて手術を行うといった意見を聞くことがあるが，本来このスペースは尿管，神経を同定せずして尿管，神経を安全に温存できる腔であることから尿管ステントを挿入するよりは下腹神経前筋膜を意識して手術を行うほうが理に適っていると思われる．

　さて，広汎子宮全摘術においてはもう1枚の膜（尿管板の外側の膜）も重要な構造物となる．

6．尿管板外側の膜と基靱帯との関係，"脱膜化"

　Lazkoの直腸側腔を尿管板を傷つけないように展開してみると，尿管板外側の膜は基靱帯血管鞘に連続している[13]ことがわかる（図56）．すなわち，基靱帯周囲においては尿管板外側の膜と基靱帯血管鞘の癒合した膜（ここではfusion fasciaと表現する）によって基靱帯血管（子宮動静脈），リンパ節，骨盤内臓神経，骨盤神経叢は包まれるかたちとなる．この膜構造を意識せずに手術を行うと，基靱帯を広汎に切除する子宮頸癌根治術（広汎

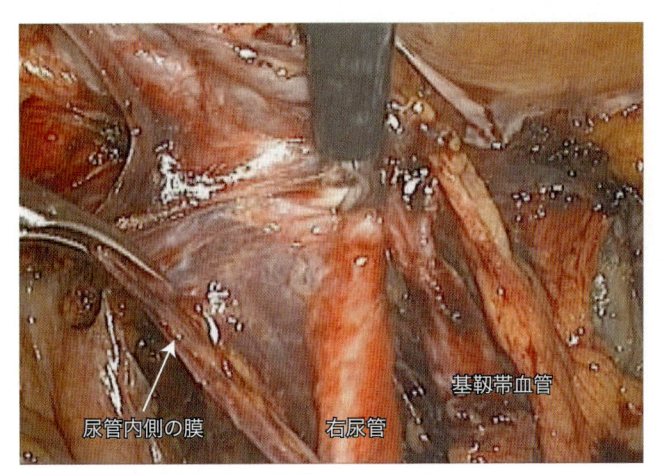

図 55 尿管内側の膜を分離したところ

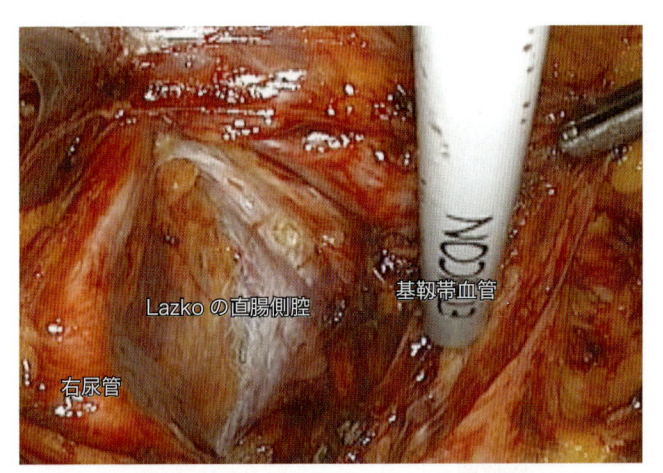

図 56 尿管外側の膜と基靱帯血管鞘の連続性
Lazko の直腸側腔を展開したところ．
尿管外側の膜と基靱帯血管鞘が連続していることがわかる．

子宮全摘術）において骨盤神経叢を損傷することとなり，術後排尿障害が発症する原因となる．このため，子宮頸癌根治術では尿管板外側の膜と基靱帯血管鞘（内腸骨血管鞘）の連続性を意識することが極めて重要となる．

さて胎生5～6週ごろ腎臓は骨盤内から徐々に上昇し現在の位置に落ち着く．そのときに腹膜下筋膜のなかに入り込むように上昇するため，腎臓は腹膜下筋膜由来の腎筋膜に包まれることとなることについてはすでに解説した．この腎臓の上昇を違う角度から考察してみる．

腎臓は後腎由来の組織で，子宮は中腎由来の組織であることがわかっている．胎生4週ごろ，子宮（中腎）は腎臓（後腎）より腹側に位置するが，胎生期が進むにつれ中腎由来の子宮は下降し，後腎由来の腎臓は上昇し現在の位置関係となる（図57）．そのため，子宮動脈と尿管が交差する現在のかたちとなると説明される．しかし，子宮動脈と尿管が交差する位置（尿管トンネル付近）では子宮が持つ膜構造（基靱帯血管鞘）と尿管が持つ膜構造（尿管板）も中腎と後腎の逆転現象で衝突が起こると考えられる．衝突が起こった膜はそこで癒合が起こる．このため，上記で説明した尿管板と基靱帯血管鞘との癒合筋膜が形成されることになる（図58）．

この説明，どこかで見た気がする…．

十二指腸，膵臓が発生する過程において胃を中心に時計回りに回転し，十二指腸や膵臓の臓側腹膜と壁側腹膜が衝突することにより癒合筋膜を形成し後腹膜臓器化すると述べた．子宮と尿管の関係もそれぞれの膜の衝突（子宮と尿管の場合は中腎と後腎の逆転現象による）に伴う癒合筋膜を形成するといった点では十二指腸，膵臓の癒合筋膜の形成過程と同様である．

外科では癒合筋膜を外し，元に戻すことを授動または脱転と表現する．たとえば，膵頭十二指腸切除術にお

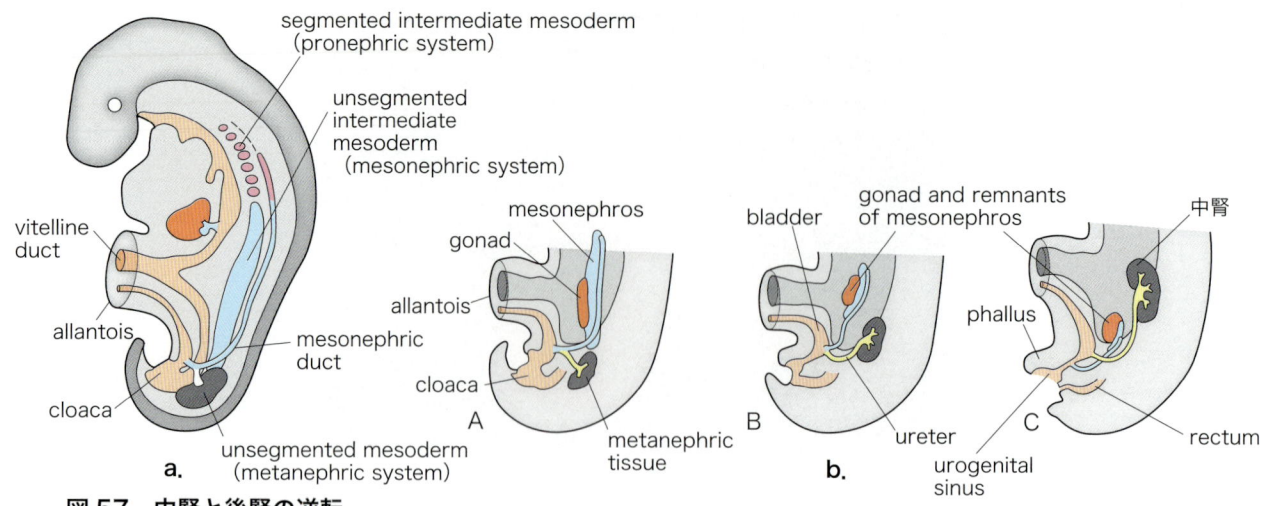

図57　中腎と後腎の逆転
a：胎生4週ごろ．中腎（将来の子宮）は後腎（将来の腎臓）より頭側に存在．
b：発生が進むにつれ，後腎は発育し上昇し，中腎は萎縮し下降することで現在の位置関係に落ち着く．
（Langman's Medical Embryology, 11th Edより改変）

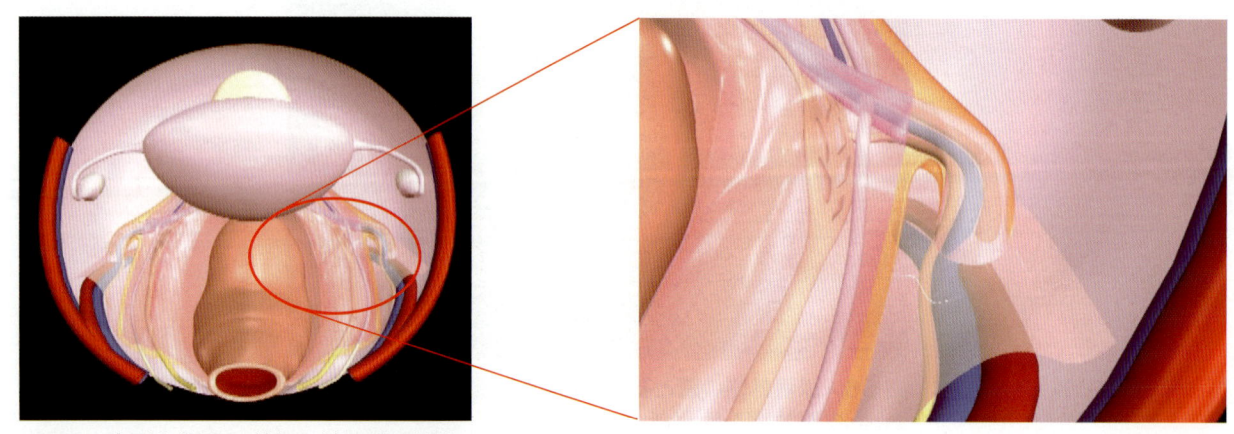

図58　中腎と後腎の逆転に伴う膜の衝突
十二指腸や膵臓の発生と同様に，中腎（子宮）と後腎（尿管）の衝突が基靭帯周囲で発生する．そのため子宮の持つ膜（基靭帯血管鞘）と尿管の持つ膜（尿管下腹筋膜）が癒合筋膜をつくり，基靭帯血管，神経，リンパ節などをパッキングする．

いてはTreitz fusion fasciaを外し，胎生期の元の状態（衝突前の状態）に戻すことが手術において非常に重要なステップとして扱われ，この操作をKocher's manuver（十二指腸の授動，脱転）と表現したのである．

　広汎子宮全摘術における尿管の授動はまさしく，中腎と後腎由来の組織を衝突前の状態に戻すことに相当する．十二指腸を脱転する場合，必ず癒合筋膜（Treitz fusion fascia）を外す操作を行うことが必要であった．その操作と同様に，尿管の授動時には，衝突（中腎と後腎の逆転現象）により形成された尿管板と基靭帯血管鞘の癒合筋膜を外す操作が必要となる．この操作を我々は"脱膜化"と定義する．広汎子宮全摘術において最も出血を起こしやすい操作とされる尿管トンネルの開放，膀胱子宮靭帯前層の切断は脱膜化の概念を理解することにより非常に容易な操作に代わる．次章で具体的に解説を行うが，本来発生の起源が異なる尿管と子宮は分かれるべき臓器であるはずである．それをつないでいるのが癒合筋膜のはずである．この膜のつながりを意識せずに一部の部位のみを展開しようとする（一部のみ展開するためその部位のみが深く掘られることとなり，トンネルと表現されたのではないであろうか？）ため，出血を起こしやすいし，起こした場合止血が困難になったり，尿意損傷を起こしてしまったりするのではないであろうか．脱膜化を意識することにより尿管トンネルは掘るのではなく，自然に展開されることが実感できるはずである．

　さらに中腎と後腎を衝突前の状態に戻すためにはもうひとつステップが必要となる．脱膜化を行うことで尿管と子宮周囲組織を分離したあと，尿管のゴールにあたる膀胱を完全に子宮周囲組織から分離しなければ完全

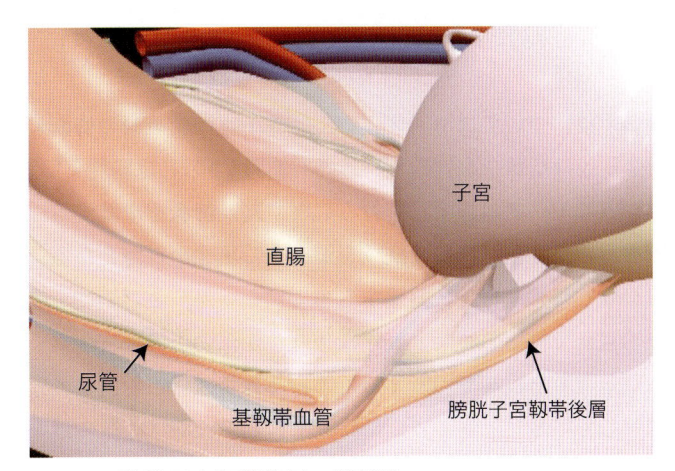

図59 膀胱子宮靱帯後層の膜構造
膀胱子宮靱帯後層は膀胱固有筋膜と基靱帯血管鞘の癒合によりつくられた膜構造でパッキングされると考える．

な中腎と後腎の分離にならない．そのためには膀胱と基靱帯血管の連続性を断つ必要がある．もうお気付きのことと思われるが，この操作が膀胱子宮靱帯後層の切断にあたる．今までの発生過程を考えれば容易に想像がつくが，膀胱子宮靱帯後層は膀胱と基靱帯血管の連続だけではなく，膀胱由来の膜組織（次項で解説する）と基靱帯血管鞘が癒合筋膜を形成する（中腎と後腎の逆転現象は子宮動脈，尿管の交差にばかり着目されがちであるが，腎，尿管，膀胱といった泌尿器系構造物と子宮との交差と捉えるべきである．とすれば尿管と子宮との交差により基靱帯周囲の癒合筋膜が，膀胱と子宮の交差により膀胱子宮靱帯後層の癒合筋膜が形成されることも容易に理解できる）．そのため，膀胱子宮靱帯後層の切断にはこの癒合筋膜の"脱膜化"が非常に重要な手術手技となる（図59）．

このように広汎子宮全摘術を安全，確実に行うための key procedure は脱膜化にあると筆者は考える．

7．すべての臓器が腸間膜を持つという発想

この項はあくまで筆者が発生学を学ぶにつれ感じる臓器解剖の印象を書いたものであり，あまり根拠がない内容である．EBM という観点からするとあまり学術的ではないといった前提で読んでほしい．

「すべての臓器は流入血管（動脈）と流出血管（静脈）を持ち，それらがより中枢側の血管と連続性を持つ構造をしている．そして，中枢血管から臓器までの間の流入血管，流出血管の走行は血管鞘ならびにその臓器の固有筋膜に連続する膜構造が存在し，それらの血管（リンパ節）を包んでいる．」この基本構造をほぼすべての臓器が模写しているように筆者は感じている．

最も理解しやすい例がS状結腸などであろう．S状結腸は IMA，IMV といった中枢血管から分岐したS状結腸への動静脈がS状結腸間膜内を走る構造をしている．このようにはっきり見て取れる腸間膜構造もあれば，上行，下行結腸のように後腹膜臓器化したためにはっきりとした腸間膜は持たなくなったものの基本構造は同様である組織もある．子宮も同様で，子宮腸間膜といった概念は存在すると筆者は考えている（次項で詳しく説明する）．

さて，話を膀胱子宮靱帯後層に戻す．膀胱子宮靱帯後層は静脈の走行に注目すれば，この部位は膀胱の血管流出経路にあたる（上膀胱静脈の流出経路）．膀胱の血管支配は一般には左右に2つの経路があるとされ，上膀胱動静脈系と下膀胱動静脈系に分かれる．上膀胱動脈は臍側靱帯（内腸骨動脈系）から分岐し膀胱に流入する．そのため，内腸骨血管鞘と膀胱固有筋膜に連続した膜構造に包まれる構造となり，この膜を膀胱下腹筋膜といった名称で呼ばれることとなる．膀胱子宮靱帯後層は上膀胱静脈が走行し，深子宮静脈（その先には内腸骨静脈）に流入するため基靱帯血管鞘（内腸骨血管鞘）に包まれるはずである．さらに，下膀胱動静脈は膣動脈（中枢は内腸骨動脈），内腸骨静脈に連続するため，これらも内腸骨血管鞘に包まれるはずである．つまり，"膀胱の腸間膜（膀胱血管の流出，流入経路）"はS状結腸のようにひとまとまりにはなっておらず認識しにくいものの，すべて内腸骨血管鞘と膀胱固有筋膜の癒合筋膜によって包まれていると考えられる．そのため，膀胱子宮靱帯後層

の切断時には基靱帯血管鞘と膀胱固有筋膜との癒合筋膜を意識的に"脱膜化"することが重要となるのである（図59）．

のちの章で実際の手技については解説するが，膀胱子宮靱帯後層の切断について少しコメントする．上述のように膀胱子宮靱帯後層は基靱帯血管鞘と膀胱固有筋膜（さらには膀胱下腹筋膜）との癒合筋膜により静脈，神経などがパッキングされる．その脱膜化を行うことで膀胱静脈を単離することが可能となり膀胱静脈のみのクリッピング，切断を行い，骨盤神経叢膀胱枝を温存する術式が可能となる．この術式について「膀胱子宮靱帯後層内のリンパ節を取り残し，再発に関連するのではないか」とご指摘を受けたことがある．海外ではあまり注目されない膀胱子宮靱帯後層の切断という操作はわが国の広汎子宮全摘術では非常に重要視される手技である．しかし，それは基靱帯を根部で切断するために基靱帯血管と膀胱との連続性を断つ必要があり，そのための操作と筆者は理解している．上述のように膀胱子宮靱帯後層は膀胱の静脈流出路であり，いわば膀胱腸間膜にあたる．癌はあくまで中枢に向かうリンパ節，血管の流れに乗って広がる大原則がある．このように考えると膀胱子宮靱帯後層内のリンパ節は膀胱癌の転移経路になることはあっても，子宮頸癌の転移経路にはならないと思うのであるが，いかがであろうか？　このような理論的背景から膀胱子宮靱帯後層を脱膜化し，静脈のみを単離，クリッピング切断することは癌の根治性においても問題ないと判断している．ただし，基靱帯に直接浸潤を及ぼすような症例では，隣接臓器への直接浸潤といった視点から膀胱子宮靱帯後層にも浸潤を認める可能性があり，そのような症例に対して広汎子宮全摘術を行う場合は膀胱子宮靱帯後層を一括して切断する必要がある．

このように，婦人科手術といえども腸間膜をイメージすると手術操作を理論的に組み立てることが可能になる場合が多いと考えている．

8. 筆者が考える骨盤膜解剖とは

そろそろ骨盤膜解剖についてまとめたいと思う．

尿管板は1枚の膜ではなく，2枚の膜（ここでは下腹神経前筋膜，尿管板外側の膜と表現している）が癒合した構造となっており，尿管板外側の膜が基靱帯血管鞘と癒合していることは上述した．

尿管板をHE標本で観察したものが図60である．尿管，下腹神経は2枚の膜（下腹神経前筋膜，尿管板外側の膜）に包まれ，骨盤内を3層に分けることがわかる（下腹神経前筋膜内側の層，下腹神経前筋膜と尿管板外側の膜に挟まれた層，尿管板外側の膜の外側の層の3層）．腎周囲の後腹膜腔が腎筋膜で3層に分けられる（Modified Three Compartment Theory）ことはすでに解説した．同じ後腹膜腔が腎臓から連続する尿管で3層に分けられることは理論的に考えても非常に理解しやすい．

ここまで来れば骨盤膜解剖を完成させることが可能となる．

まず，しゃぶしゃぶ鍋理論で述べたように骨盤内の基本構造はしゃぶしゃぶ鍋である．しゃぶしゃぶ鍋の中央の煙突にあたる部位が子宮，そして仙骨子宮靱帯であり，しゃぶしゃぶ鍋の内側の壁がendopelvic fasciaであることはすでに述べた．

ここにまず第3層に存在する外・内腸骨血管，仙骨神経などを配置する．続いて第3層と第2層を分ける膜（尿管板外側の膜，図61の金色の膜）と，第2層に存在する尿管，下腹神経を配置する．最後に第2層と第1層を分ける膜（下腹神経前筋膜，図61のピンク色の膜）と第1層に存在する直腸を配置する（図61）．これが筆者が考える骨盤膜解剖の全貌である．

少し上述したが，同じ後腹膜腔である腎周囲の構造と比較することで理論を整理してみることとする．

「第3層に存在する外，内腸骨血管，仙骨神経」

Modified Three Compartment Theory (MTCT) では第3層に相当するものは後腎傍腔，後脚腔に相当し，その層には下大静脈，大動脈，交感神経幹が存在する．大血管，神経が存在する共通点がちゃんとある点に注目してほしい．

「第3層と第2層を分ける膜（尿管板外側の膜）」

MTCTでは腎周囲腔と後腎傍腔・後脚腔を分ける腎筋膜後葉にあたる．

「第2層に存在する尿管，下腹神経」

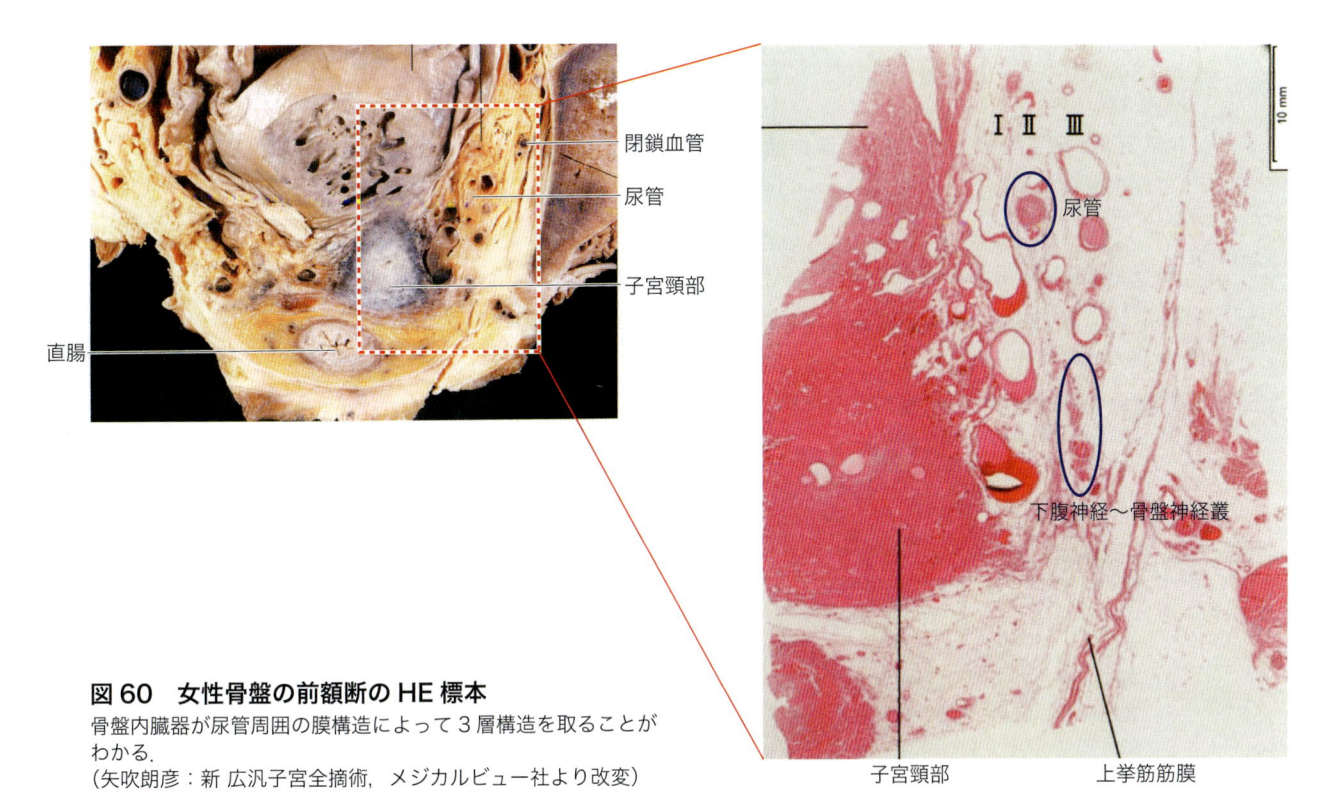

図60　女性骨盤の前額断のHE標本
骨盤内臓器が尿管周囲の膜構造によって3層構造を取ることがわかる．
(矢吹朗彦：新 広汎子宮全摘術，メジカルビュー社より改変)

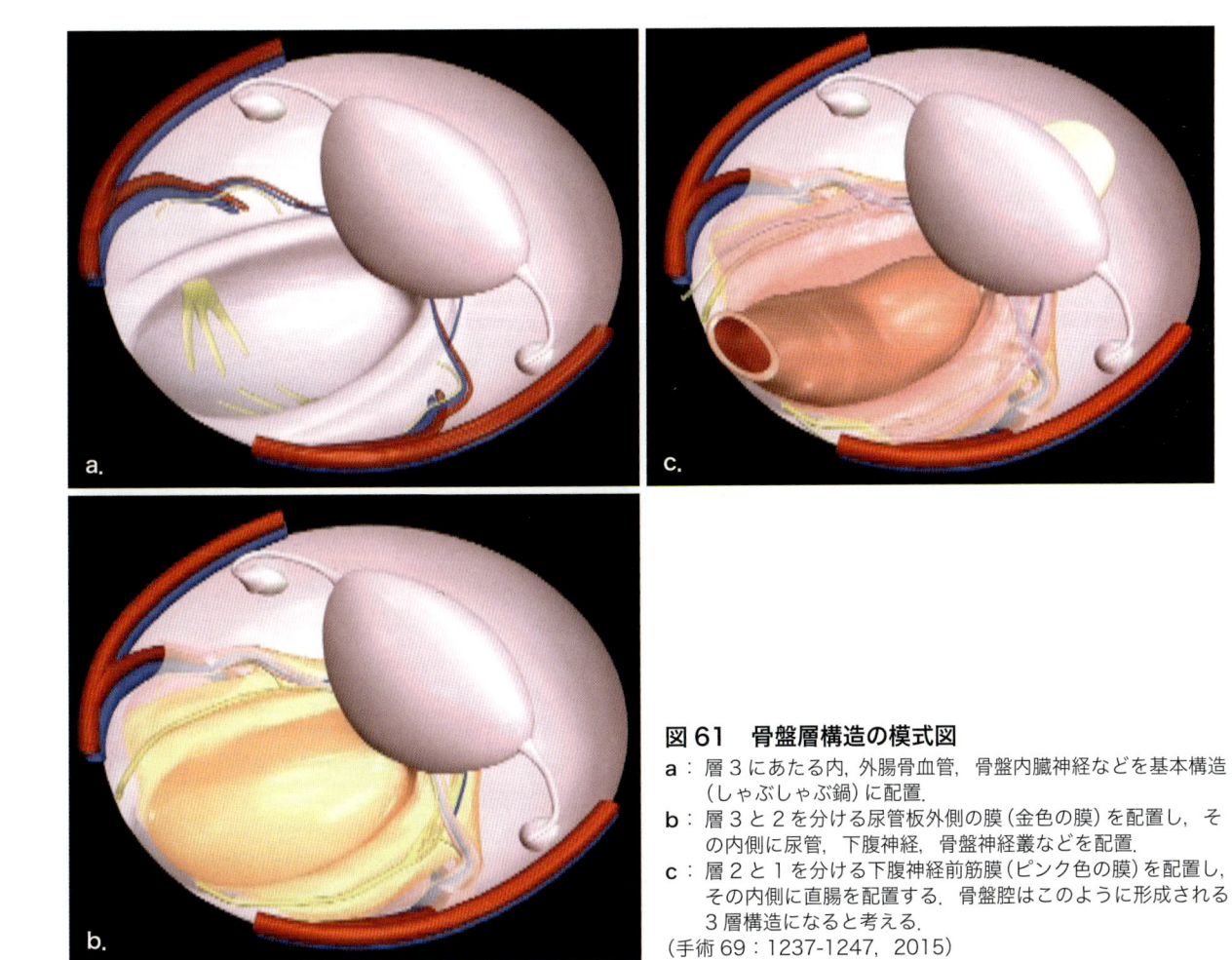

図61　骨盤層構造の模式図
a：層3にあたる内，外腸骨血管，骨盤内臓神経などを基本構造（しゃぶしゃぶ鍋）に配置．
b：層3と2を分ける尿管板外側の膜（金色の膜）を配置し，その内側に尿管，下腹神経，骨盤神経叢などを配置．
c：層2と1を分ける下腹神経前筋膜（ピンク色の膜）を配置し，その内側に直腸を配置する．骨盤腔はこのように形成される3層構造になると考える．
(手術 69：1237-1247, 2015)

MTCTでは腎周囲腔に存在する腎臓に相当する．後腎由来の組織といった共通点がちゃんと存在する点に注目してほしい．

「第2層と第1層を分ける膜（下腹神経前筋膜）」

MTCTでは腎周囲腔と前腎傍腔を分ける腎筋膜前葉にあたる．

「第1層に存在する直腸」

MTCTでは十二指腸や膵臓のように癒合筋膜を持って後腹膜臓器化した臓器にあたる．直腸は明らかな癒合筋膜は持たないものの腸間膜を持たない点はまさしく後腹膜臓器化したS状結腸と考えられ，十二指腸や膵臓と同様の性格を持つことは注目すべき点である．

筆者は独自の視点から骨盤内を3層構造と考えたが，これは偶然にもMTCT（このtheoryは膵頭十二指腸切除などに非常に有用な外科解剖学である）と層構造，そのなかに配置される臓器の特性も完全に一致しており，婦人科手術を安全に行ううえで非常に有用な外科解剖学的理論になると確信している．

参考文献

a) Clement CD: Clement Anatomy: A Regional Atlas of the Human Body, 6th Ed, Lippincott Williams ＆Wilkins, 2010
b) 篠原　尚ほか（著）：イラストレイテッド外科手術—膜の解剖からみた術式のポイント，第3版，医学書院，2010
c) 武田佳彦（編）：産婦人科手術のための解剖学，メジカルビュー社，1999
d) 越智純三（訳）：解剖学アトラス，第3版，文光堂，1990
e) 佐藤達夫ほか（訳）：臨床のための解剖学，第2版，メディカルサイエンスインターナショナル，2016
f) 矢吹朗彦（著）：新 広汎子宮全摘術—神経温存広汎子宮全摘術のための解剖と手技，メジカルビュー社，2009
g) Langman's Medical Embryology, 11th Ed, Lippincott Williams ＆Wilkins, 1994

引用文献

1) 岡田　怜：腸骨静脈の稀な変異例と文献的考察．臨床解剖研究会記録，No12，2012
2) 加藤友康：膀胱機能温存広汎子宮全摘術．産婦人科治療 **94**: 267-272, 2007
3) Kanao H et al: Various total laparoscopic nerve-sparing radical hysterectomy types and their effects on bladder function. J Gynecol Oncol **25**: 193-200, 2014
4) Lin HH et al: Importance of urodynamic study before radical hysterectomy for cervical cancer. Gynecol Oncol **81**: 270-272, 2001
5) Ralph G et al: Urological complications after radical abdominal hysterectomy for cervical cancer. Baillieres Clin Obstet Gynaecol **2**: 943-952, 1988
6) Tamakawa M et al: Fascial structures and autonomic nerves in the female pelvis: a study using macroscopic slices and their corresponding histology. Anat Sci Int **78**: 228-242, 2003
7) Otcenasek M et al: Endopelvic fascia in women: shape and relation to parietal pelvic structures. Obstet Gynecol **111**: 622-630, 2008
8) Jurado M et al: Resectability rates of previously irradiated recurrent cervical cancer (PIRCC) treated with pelvic exenteration: is still the clinical involvement of the pelvis wall a real contraindication? a twenty-year experience. Gynecol Oncol 116: 38-43, 2010
9) Höckel M et al: (Laterally) extended endopelvic resection: surgical treatment of locally advanced and recurrent cancer of the uterine cervix and vagina based on ontogenetic anatomy. Gynecol Oncol **127**: 297-302, 2012
10) Larsen SG et al: Extended total mesorectal excision in locally advanced rectal cancer (T4a) and the clinical role of MRI-evaluated neo-adjuvant downstaging. Colorectal Dis **11**: 759-767, 2009
11) Vliegen RF et al: Mesorectal fascia invasion after neoadjuvant chemotherapy and radiation therapy for locally advanced rectal cancer: accuracy of MR imaging for prediction. Radiology **246**: 454-462, 2008
12) 高橋俊行ほか：後腹膜領域CT．日本放射線技師学会雑誌 **62**: 321-328, 2006
13) Yabuki Y et al: Discrepancies between classic anatomy and modern gynecologic surgery on pelvic connective tissue structure: harmonization of those concepts by collaborative cadaver dissection. Am J Obstet Gynecol **193**: 7-15, 2005

2 解剖学に基づいた腹腔鏡下神経温存広汎子宮全摘術

　腹腔鏡下手術はスコープによる拡大視効果，鉗子による深部到達能の向上により開腹手術に比べより繊細，確実な操作が可能で，子宮頸癌に対する広汎子宮全摘術においても腹腔鏡下手術の導入は可能である．しかし，"触覚"の消失する腹腔鏡下手術においては開腹手術以上に"視覚情報"すなわち骨盤解剖の理解の精度を上げることが必要である．今まで解説してきた局所解剖学的視点，外科解剖学的視点に基づいて手術を行うことで，その場しのぎの思い付きの操作を排除した論理的な腹腔鏡下広汎子宮全摘術を施行することが可能になる．

A 必要な手術器具について

　腹腔鏡下手術においては使用する手術器具は非常に重要で，手術器具の良し悪しによって術者のパフォーマンスは大きく影響される．あくまで自分の手術手技に合った器具を選択すべきであるが，参考までに我々が用いる手術器具を紹介する．

1．スコープ

　腹腔鏡下広汎子宮全摘術では斜視鏡は必要ないと考えており，10 mm 直視鏡を用いている．5 mm 直視鏡でも十分可能である．

2．カメラシステム

　現在のところ 2D HD カメラシステムを用いているが，3D，4K など魅力的なシステムがあり，今後使用する機器が変更する可能性がある．使用経験は浅いが，3D カメラシステムは深部感覚が強調されることで，膜構造の認識も容易となるため，膜構造を重要視する我々の術式においては極めて有用であると感じられた．今後は 3D カメラシステムが頻用される術式であると感じている．

3．エネルギーデバイス

　腹腔鏡下神経温存広汎子宮全摘術においては神経の露出，血管の剝離などの操作において繊細な剝離操作が必要となる．我々は超音波凝固切開装置と吸引管機能を持つモノポーラー（Probe Plus II®）を使用している．

【アドバンスバイポーラー（リガシュア®，エンシール®など）について】
　少ない熱の広がり，確実な止血など非常に有用な器具であるが，シールされた部位の切れ残しが生じるため，我々はこの術式には用いないようにしている．先端部分のシールの切れ残しは確実な止血のために必要なものであるものの，続く剝離操作の障害となる．神経や血管などの構造物ギリギリの剝離操作を行ううえではこの切れ残しが大きなデメリットとなる．

4．ヘモクリップ

　温存すべき神経に対する熱損傷を避ける目的で，基靱帯血管の切離，膀胱子宮靱帯後層内の静脈の切離など，骨盤神経ネットワーク周囲においてはヘモクリップが非常に有用である．また，リンパ節郭清術後のリンパ漏の予防にも，リンパ管断端のシーリング目的でヘモクリップを愛用している．ヘモクリップを使用し始めてから重篤なリンパ漏を経験することはない．

5．トロックスガーゼ

　微小出血に対する圧迫止血だけでなく，臓器をよけ術野を確保するリトラクターとしても使用可能で，我々

は愛用している．

6．血管テープ，直針 2-0 プロリン

術野確保，尿管の授動に用いる．後述する「がん研式側臍靱帯吊り上げ法」で詳細に解説する．

7．鉗子

我々の手術操作で key procedure となる"脱膜化"にはカールストルツ社のライトアングルが絶対に必要である．先端形状が臓器損傷を起こすほど鋭くないものの，脱膜化を施行するには十分な細さであり，非常に重要なアイテムである．

我々の使用している手術器具の一例を紹介した．他にも重要な手術器具は存在するが，それらは手術操作の解説のなかで触れる．これらはあくまで一例であり，この手術器具以外にも有用なものが数多く存在するため，各施設に合ったものを選択すれば問題ない．

B 膣カフの形成（図1）

術中腫瘍細胞の散布の防止，的確な長さの膣粘膜の切除を目的として，我々は腹腔鏡操作に先駆けて膣カフを形成する．

まず，シラーテストを施行し，腫瘍の広がりを正確に判定したうえで腫瘍端から 2 cm の位置を切除ラインと設定する．この際，シラーテストは必ず施行すべき手技と考えている．これは肉眼的に膣粘膜に病変がなくとも，シラーテストではじめて膣浸潤がわかる場合があるためである．また，術前にマーキングするより，麻酔

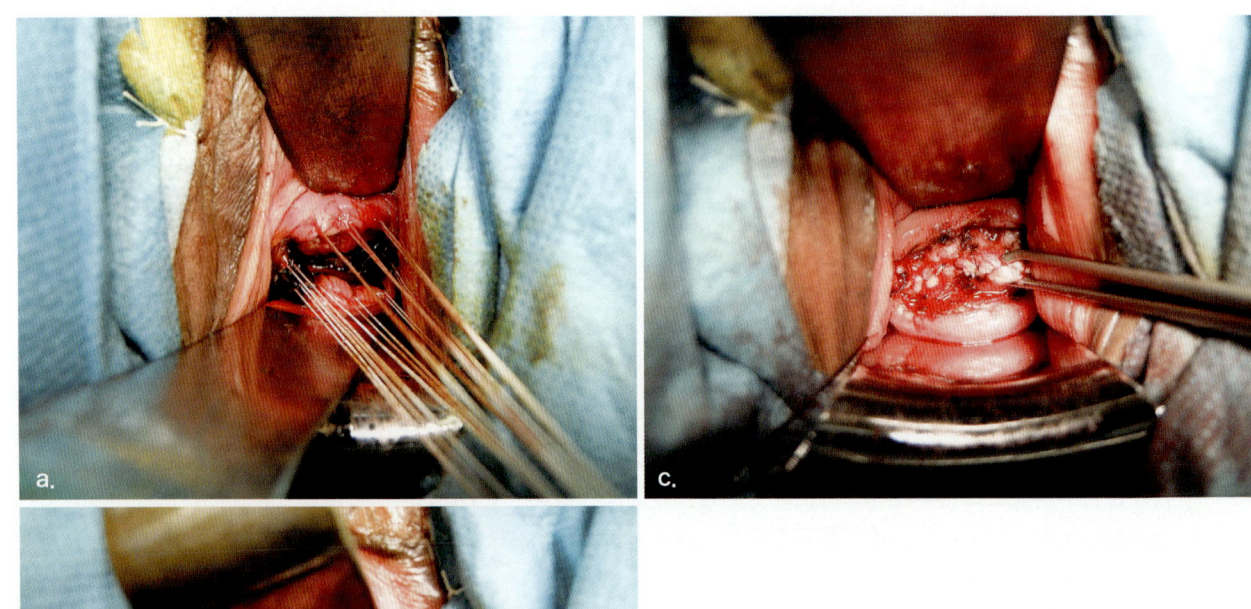

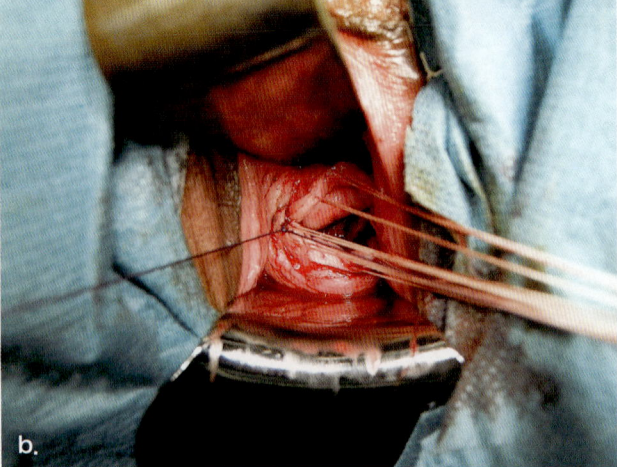

図1 膣カフ形成
a：シラーテスト施行後，病変から 15 mm 離して 1-0 絹糸を 10〜12 本かけ膣粘膜を牽引する．
b：絹糸の外側 5 mm の位置で膣粘膜をモノポーラーで切開し 2-0 バイクリルで閉鎖する．
c：膣カフ完成．腫瘍は膣粘膜で完全に包まれることで腫瘍細胞の散布を防止することが可能となる．

下で行うほうが膣の伸展もよく，しっかり観察可能であり，ぜひとも麻酔下にシラーテストを施行することをお勧めする．

まず，切除する膣粘膜（腫瘍から2cmを目安としている）よりやや子宮側（5mm程度）に牽引糸（1-0絹糸）を0〜12時の位置に約12本かけ，糸を牽引し，切除ラインを明確にする．このときに糸のかけ方が均一でないと切除ラインが明瞭に見えてこない．その場合は再度牽引糸をかけ直すことが重要である．続いて100万倍ボスミン加生食を膨潤（約10mL）ののち膣壁切開を行う．膣壁切開はモノポーラーカットモード（35W）で行うときれいに切開できる．暫定的に膀胱，直腸を膣粘膜からメッチェンバームを用い剝離し，膣粘膜を縫合し，膣マンシェットを形成する．この操作のあとは腹腔鏡操作に移るため確実な止血操作を行うことが重要である．

この時点での膣壁切開はendopelvic fasciaより深く膣粘膜側に切り込むことが重要である（膣粘膜のみを分離するイメージである）．膣カフの目的は術中腫瘍細胞の散布の防止，的確な長さの膣粘膜の切除である．決して傍膣結合組織を多くとろうとしてはならない．もし傍膣結合組織を切除しようとしてendopelvic fasciaより浅い切開を行った場合，傍膣結合組織からの強出血を認める場合があり，止血困難な状況に陥る可能性がある．通常，膣カフ形成時に膀胱，直腸を暫定的に剝離する操作はほとんど出血を認めないはずである．もしこの操作で止血困難な出血を認めた場合は，いったん剝離操作を中断し，もう一度よくendopelvic fasciaを観察すべきであろう．

C 体位，トロッカー配置（図2）

開脚位，約10°の頭低位にて手術を開始する．

トロッカー配置は臍部に12mmカメラポート，下腹部正中，左側腹部に5mm操作ポート，右側腹部に12mm操作ポート，計3本の操作ポートで手術を開始する．術者は患者左に立ち，正中，左側腹部の操作ポートを使用し，第一助手は患者右側に立ち，カメラ操作と右側腹部操作ポートを使用する．我々は膣カフを形成するため子宮マニピュレーターは使用しない．その代わりに後膣円蓋から150mm長の5mmトロッカーを挿入し，子宮の把持や術野確保に用いている．右側腹部に配置する12mmトロッカーを5mmトロッカーにすることは可能であるが，トロックスガーゼや針の挿入，大出血などの緊急時の対応のしやすさなどを考え，12mm操作ポートは必ず設置する．我々は悪性疾患に対する手術においてはreduced port surgeryは行わない方針としている（トロッカー配置については第3章を参照のこと）．

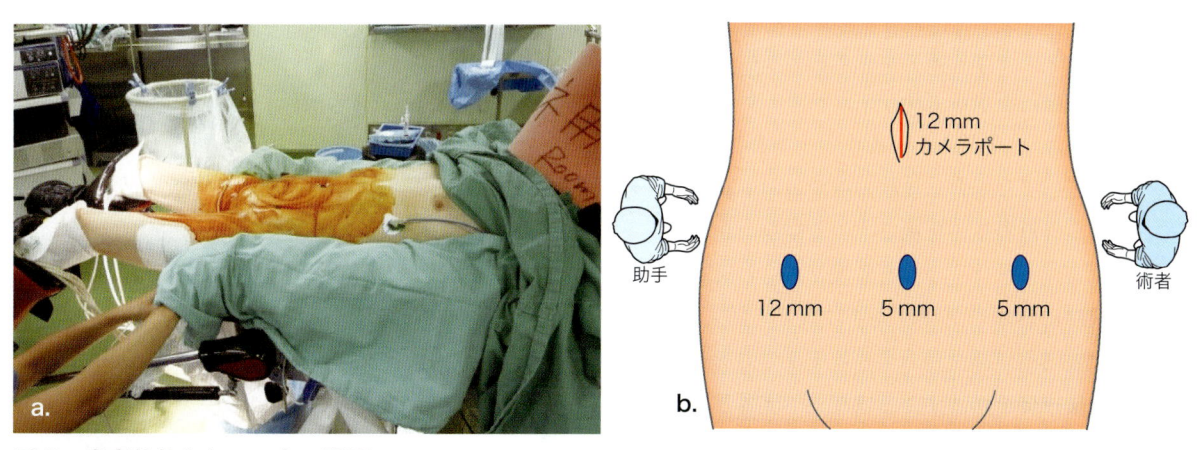

図2 患者体位とトロッカー配置
a：開脚位．手術開始後約10°の頭低位とする．
b：トロッカー配置．modified diamond styleで行う．

第 2 章　解剖学に基づいた腹腔鏡下神経温存広汎子宮全摘術

D 暫定的腔の展開

　骨盤内リンパ節郭清に先立ち暫定的に膀胱側腔，(Lazkoの)直腸側腔を展開する．膀胱側腔は内閉鎖筋筋膜まで，直腸側腔は梨状筋膜まで試掘し，基靱帯の輪郭をある程度露出し，全体的な立体構築を把握する．膣側壁と肛門筋膜腱弓は水平結合組織基束で連続し，水平組織基束は膀胱側腔と直腸側腔尾方室(挙筋上腔)とを分ける構造物であることについては前章で解説したが，神経温存広汎子宮全摘術では直腸側腔尾方室の展開を行う必要性はなく，膀胱側腔は肛門筋膜腱弓が視認できるまでの内閉鎖筋筋膜を露出すれば十分である．また，特に直腸側腔には細かい血管が多く，直腸側腔の展開時にその細い血管を出血させないようにこまめに焼灼することがコツである．時としてかなり太い尿管枝が直腸側腔をわたって走行していることがあり，その場合は確実な焼灼，切断が必要となる(図3)．この時点で我々は2-0プロリン直針を用いて側臍靱帯を腹壁に吊り上げ，閉鎖窩の術野確保を行う(図4)．

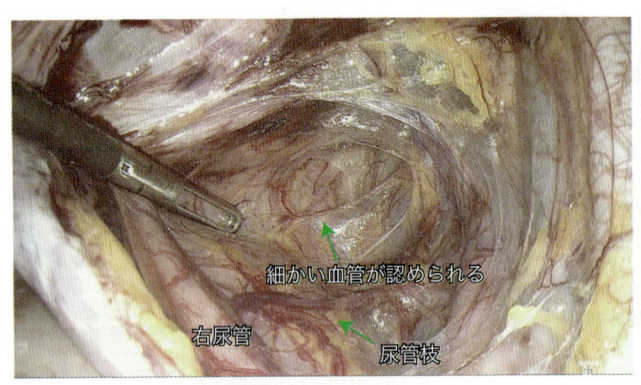

図3　暫定的な直腸側腔の展開（右）
直腸側腔には細かい血管が認められることがあり，不用意に鈍的に腔を展開すると出血を認める．術野展開時に出血を認めるとのちの手術操作に支障をきたすため注意が必要である．直腸側腔を十分展開するためには尿管枝の切断が必要となることが多い．

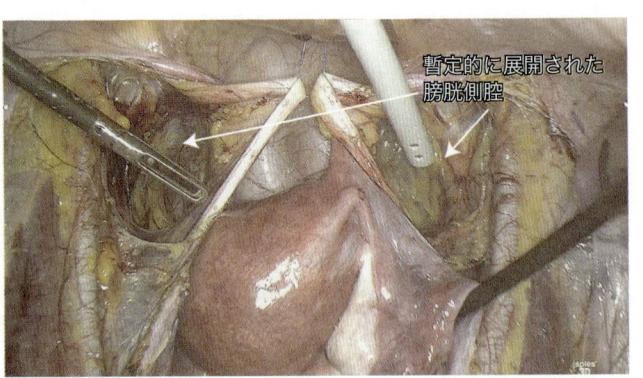

図4　側臍靱帯を吊り上げることで閉鎖窩の術野を確保する

E 後膣円蓋への操作ポートの追加 (図5)

　我々は膣カフを形成しているため子宮マニピュレーターを用いることができない．そのため後膣円蓋から150mm長トロッカー(5mmトロッカー)を挿入し，操作ポートとして用いる．はじめての場合，後膣円蓋からのトロッカーの挿入は直腸損傷を起こすのではないかと危惧されるが，トロッカーを膣後壁に沿わせ膣カフ形成時に剥離した膣壁後壁に当てて挿入すれば，膣壁切除が膣全長の半分程度までであればまず直腸損傷を起こすことはない．直腸と膣壁の癒着がある場合や膣を全摘に近い程度切除する場合は，直腸と膣を腹腔鏡下に剥離し，トロッカー挿入部位を確保しなければならない．しかし，あくまでこの段階では最小限の剥離にとどめる．大きく剥離してしまうと術中にこのトロッカー挿入部位から気腹ガスが漏れてしまい，良好な術野確保が困難になる．

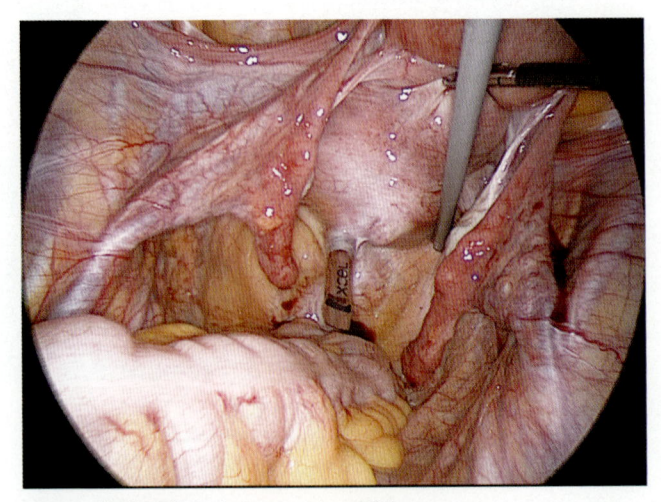

図5　後膣円蓋からトロッカー挿入
膣カフ形成時の膣粘膜切開部より150mm長トロッカーを挿入する．このときに直腸損傷がないよう留意する．
また，直腸損傷を恐れるあまり子宮側でトロッカーを挿入しすぎると，せっかくつくった膣カフ内にトロッカーが迷入してしまい，腫瘍細胞が散布されることとなる．

F 骨盤内リンパ節郭清

　我々はen blocにリンパ節を郭清するよう心がけている．en blocに郭清することで，術前に同定できなかった潜在する転移リンパ節を脂肪組織に包まれた状態で摘出ことが可能になるばかりか，術中のリンパ液の漏出予防，出血量の減少，リンパ節の取り残しの可能性を減らすことにつながり，メリットは大きい．しかし，en bloc郭清は意外と難しく，思い付きで郭清するのでは不可能であり，手順を定型化する必要がある．

1. 大腰筋（腸腰筋）と外腸骨血管の間の展開（図6）

　まず，リンパ組織をendopelvic fasciaから分離する．ここで注意すべき点はendopelvic fasciaを切り込まない（大腰筋筋肉のなかに入らない）ことである．この操作はあくまでendopelvic fasciaからリンパ節を剝離することである．リンパ節とendopelvic fasciaの結合は非常に緩いため，いったん正しい層に入れば鈍的剝離のみで容易に分離可能である．1箇所のみ深く剝離するのではなく剝離面の入り口は広く，深さは均一に剝離し，最終的には郭清上端（総腸骨）から郭清下端（鼠径靱帯直下）まで完全に剝離する．

　その後，徐々に深く剝離し，閉鎖窩に存在する脂肪組織もすべて内閉鎖筋筋膜から剝がす．これらのリンパ脂肪組織を閉鎖神経内側に移動させるように授動する過程で，閉鎖神経，閉鎖血管の一部が露出されることが多い．

2. リンパ節の上端（総腸骨節）のクリッピング，切断

　骨盤内リンパ節郭清術のなかで最難関はこの操作であろう．まず，術野確保のため骨盤漏斗靱帯付近の腹膜を後膣円蓋から挿入した把持鉗子で把持，内側に牽引する（図7a）．第一助手の鉗子は骨盤漏斗靱帯を少し腹壁に持ち上げ気味にしながら頭側に牽引する（少しひねりを加えることがコツ）ことで，回盲部の腸管が術野の障害になることなく良好な術野を確保することができる（図7b）．

　この状態でまず総腸骨動脈からリンパ節を剝離し，血管とリンパ節との間にスペースをつくる．このスペースを少しずつ展開し総腸骨静脈からもリンパ節を剝離するが，静脈とリンパ節の間には細い血管があることが多く，損傷には注意が必要である．この細かい血管を損傷させないようにするためには（損傷させた場合も安全に止血するためには），剝離入口部を広く浅くすることである．

　そのため，ある程度血管とリンパ節との間が剝離できたら総腸骨節上端を随時クリッピング，切断し，剝離面を広く，浅くすることを心がける．我々は通常総腸骨節上端の切断は3回に分けて行っている（1回目総腸骨動脈ライン，2回目総腸骨静脈ライン，3回目仙骨ライン）（図8a～c）．

　続いて，上端を切断した総腸骨節を牽引しながら，仙骨前面，総腸骨静脈裏面での内腸骨リンパ節との連絡

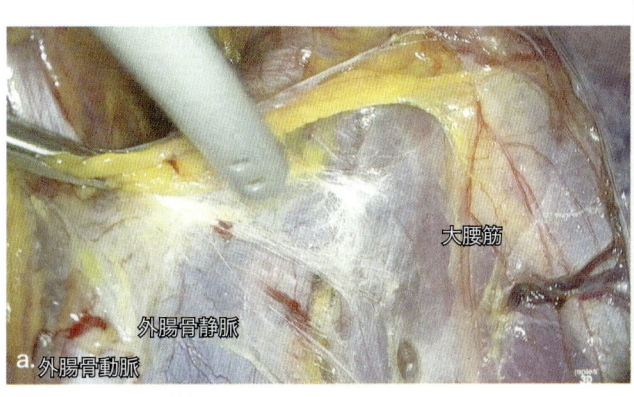

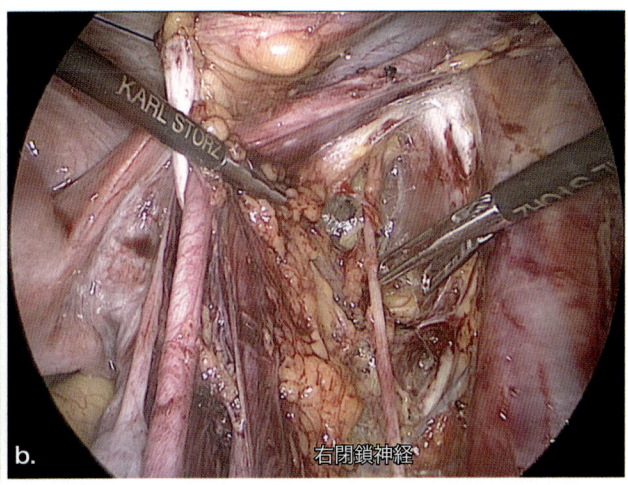

図6　リンパ節郭清
a：大腰筋と外腸骨血管の間を展開することから骨盤リンパ節郭清術を開始する．
b：大腰筋筋膜と外腸骨血管の間を展開し，リンパ脂肪組織を内閉鎖筋筋膜から剝離し，内側に集める．この操作で閉鎖神経，閉鎖血管が露出される場合が多い．

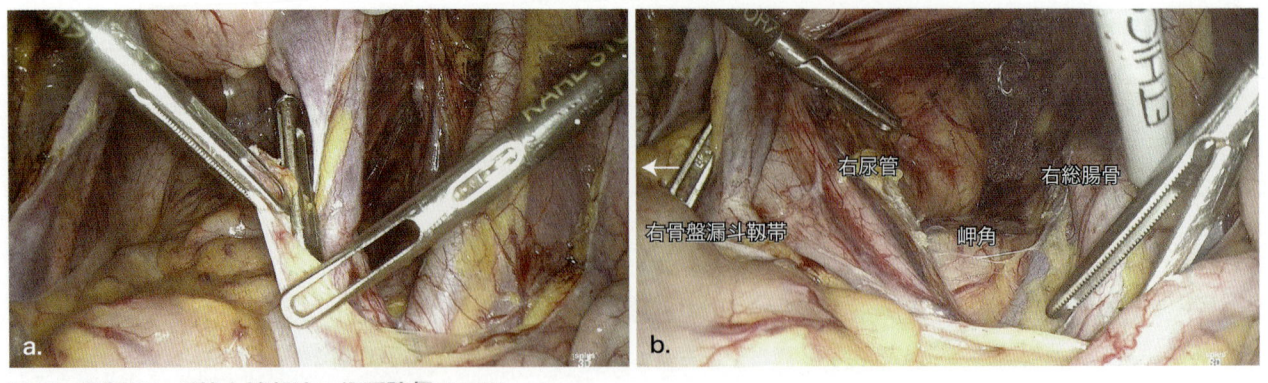

図7 骨盤リンパ節上端郭清の術野確保のコツ
a：後腟円蓋から挿入したトロッカーで骨盤漏斗靱帯あたりの腹膜をつかむ．
b：後腟円蓋から挿入した鉗子を内側に牽引し，助手の鉗子で腹膜を持ち上げ腸が落ち込まないようにすることで総腸骨節，仙骨節あたりの術野確保が可能となる．

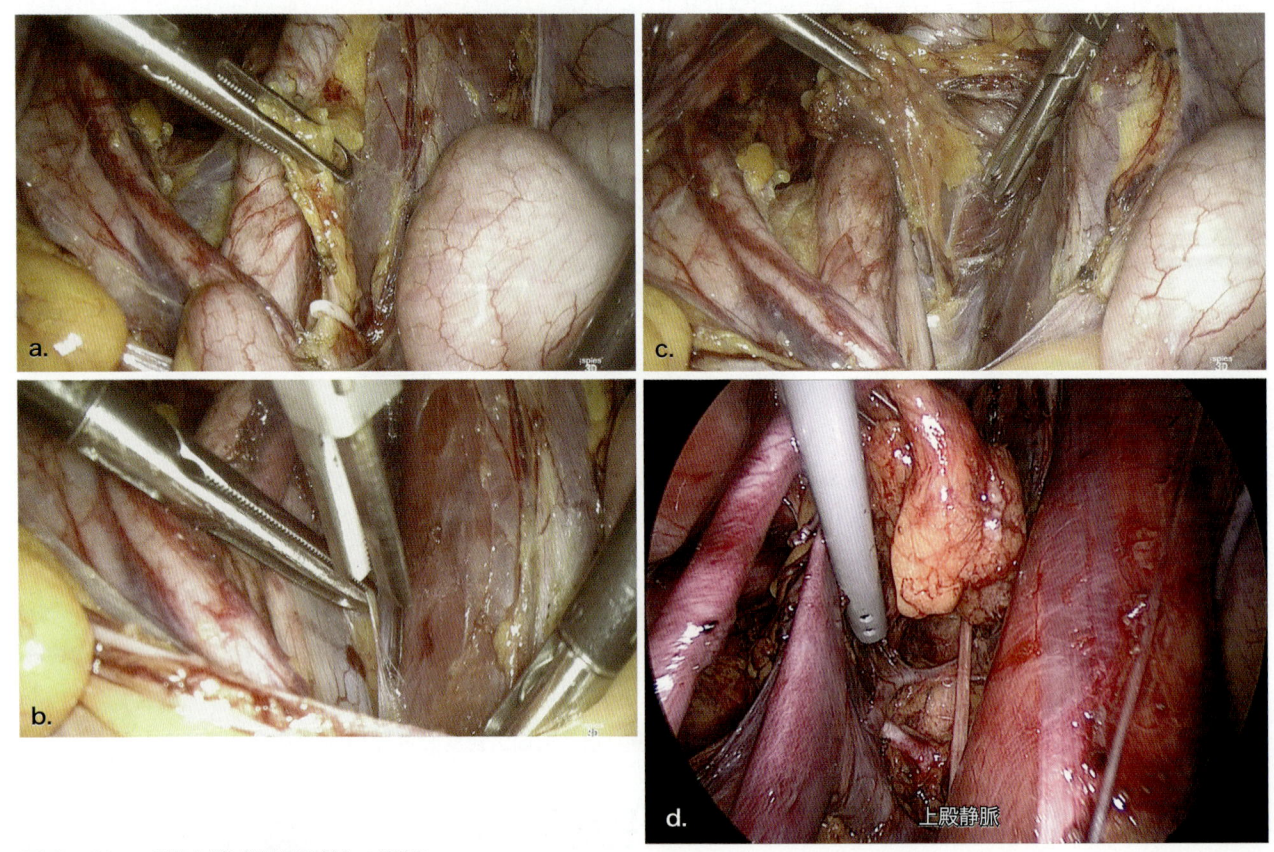

図8 リンパ節上端（総腸骨節）の郭清
a：総腸骨動脈からリンパ節を剥離しクリッピング切断．
b：総腸骨静脈からリンパ節を剥離，切断．
c：仙骨からリンパ節を剥離する．
d：上殿静脈の血管鞘とリンパ節の連続を切離するとリンパ節は一気に持ち上がる．

を切断する．ここは非常に術野確保が難しく，いったん出血を起こすと極めて止血が困難となるため，慎重な操作が必要である．一気に行うのではなく，少しずつ組織をモノポーラーの先端のフックで引っかけ，牽引しながら凝固，切断を繰り返す．ここでできるだけ総腸骨静脈の裏面のリンパ節を摘出しておくと，仙骨節方向から総腸骨〜内腸骨リンパ節を摘出することが容易となる．上殿静脈の血管鞘とリンパ節の連続を切ると，一気にリンパ節が持ち上がってくる．上端の処理は上殿静脈が露出できたらいったん終了とする（図8d）．

3. 尾側リンパ節［鼠径上節（大腿上節）］のクリッピング，切断

開腹手術に比較し腹腔鏡の場合，術野確保の点から鼠径上リンパ節の郭清が非常に施行しやすく，容易に下腹壁動静脈の分岐部も郭清，分離可能である．しかし，この部位の過度の郭清は下肢リンパ浮腫の原因と考えられており，注意が必要である．症例のリスクに合わせて調整する必要があるであろう．鼠径上節にリンパ節転移を疑う症例でない限り，通常は無名静脈（副閉鎖静脈）が分岐する位置でクリッピング切断を行っている．いずれにせよ尾側断端もクリッピングをきちんと行い術後リンパ漏の予防を行う．

4. リンパ節の外腸骨節の血管からの分離

まず，外腸骨動静脈の大腰筋側（血管の裏面）でリンパ節を頭尾側方向に（血管に平行に）切開する．この操作は en bloc 郭清を施行するためには絶対に必要な手技となる．続いて，総腸骨節断端を内側に引き，外腸骨血管鞘をリンパ節側につけるように，血管鞘に切り込み，外腸骨動脈からリンパ節を外す．この操作は電気メスを用いるよりはさみ剪刀を用いて鋭的に行ったほうが血管鞘をきちんと切ることが可能なため，我々ははさみ剪刀を好んで用いている（図9）．ポイントは血管鞘をリンパ節につけるよう血管から剝離することである．外腸骨動脈からリンパ節を外したのちに，外腸骨静脈からも同様にはさみ剪刀を用いて血管鞘を切り，リンパ節を外す．先ほど外腸骨動静脈の大腰筋側でリンパ節を血管に沿って切開しているため，容易にリンパ節を外腸骨動静脈から外すことが可能である．

5. 閉鎖リンパ節の郭清（図10）

すでに 1. の操作で閉鎖神経の大腰筋側のリンパ脂肪組織は endopelvic fascia から外され，閉鎖窩に集められている．そこでまず閉鎖窩のリンパ脂肪組織を閉鎖神経，閉鎖血管から分離する．閉鎖血管周囲は細かい血管が多いため，決して強く引っ張らず，細かい血管も丹念に分離，焼灼を繰り返すことで，出血なく分離可能である．閉鎖神経，血管から分離されたリンパ脂肪組織は容易に内閉鎖筋筋膜から分離可能である．内閉鎖筋筋膜より分離した層をそのまま保ったまま，膀胱の固有筋膜，膀胱下腹筋膜（endopelvic fascia と連続することについては第1章で解説した）より分離する．ここには腟静脈が走行することがあり損傷には注意が必要である．

6. 仙骨節，総腸骨節，内腸骨節の郭清

最後に内側のリンパ節の郭清を行う．右側骨盤操作を説明する．まず，仙骨前面を走る左総腸骨静脈よりリンパ節を浮かせ，上端をクリッピング切断する（図11）．左総腸骨静脈から出る穿通枝を引き抜かないように注意しながらリンパ節を左総腸骨静脈から外し，仙骨前面に集める．右尿管板（の外側の膜）がリンパ節の左境界

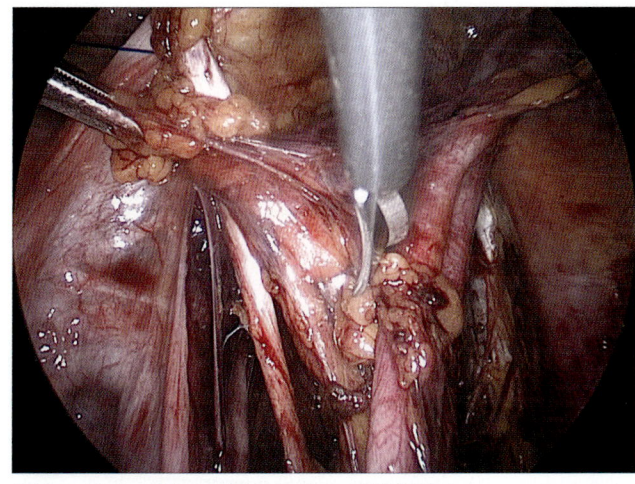

図9 はさみ剪刀を用いたリンパ節郭清
はさみ剪刀を用いることで血管のそばで操作を行うことが可能となり，正確に血管鞘を切断することが可能となる．正しい層（血管鞘と血管との間）で操作を行えば，出血はほとんど認めない．

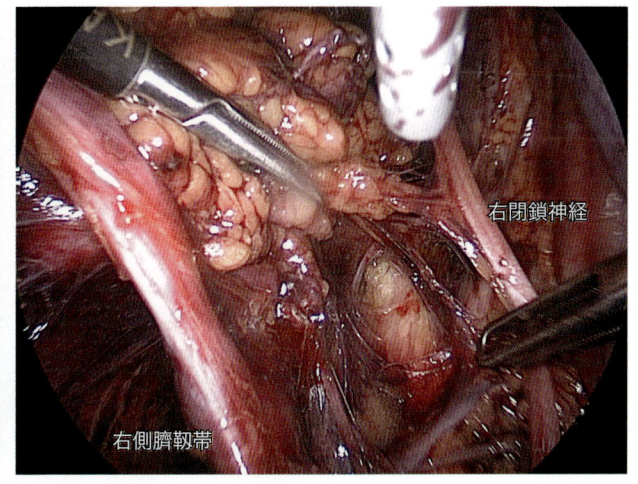

図10 閉鎖リンパ節郭清
閉鎖血管の周囲は細かい血管が多く，丁寧に剝離，焼灼を繰り返す必要がある．

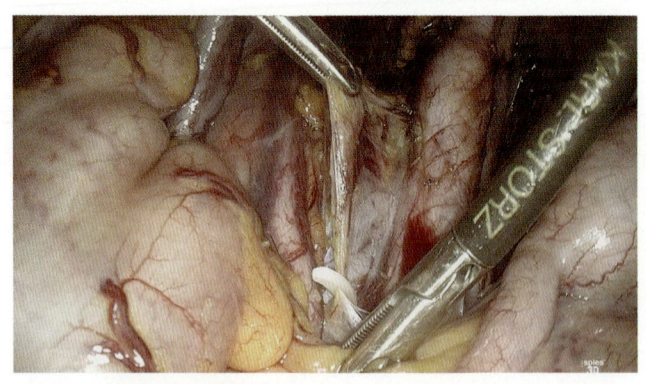

図11 仙骨節の郭清
左総腸骨静脈表面の穿通枝の引き抜き，損傷に留意しながら仙骨節上端をクリッピングする．

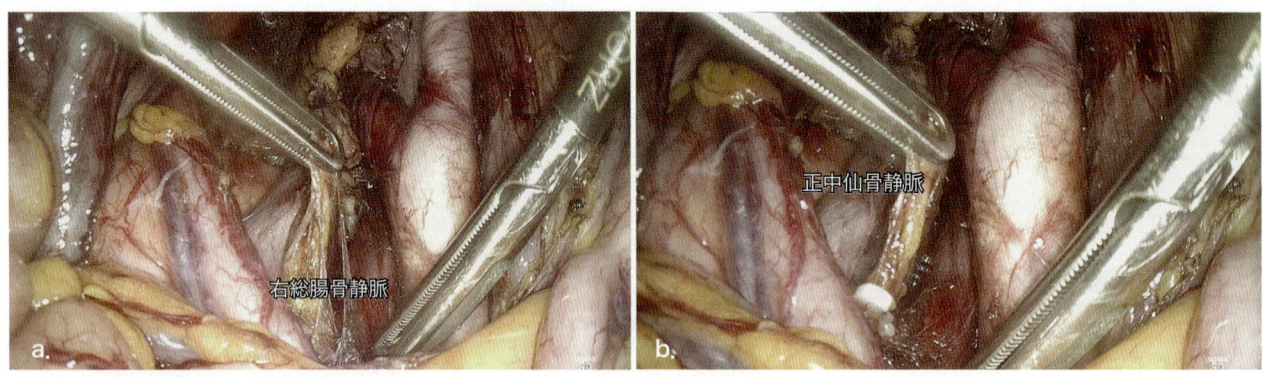

図12 右総腸骨節内側の郭清
総腸骨節外側の郭清はすでに終了しているため，この部位を郭清することで総腸骨血管全周のリンパ節を郭清することが可能となる．
a：総腸骨静脈を損傷しないよう留意しながら，リンパ節を総腸骨静脈より分離する．
b：リンパ節上端は必ずクリッピングする．この症例では左総腸骨静脈に流入する太い正中仙骨静脈を認める．

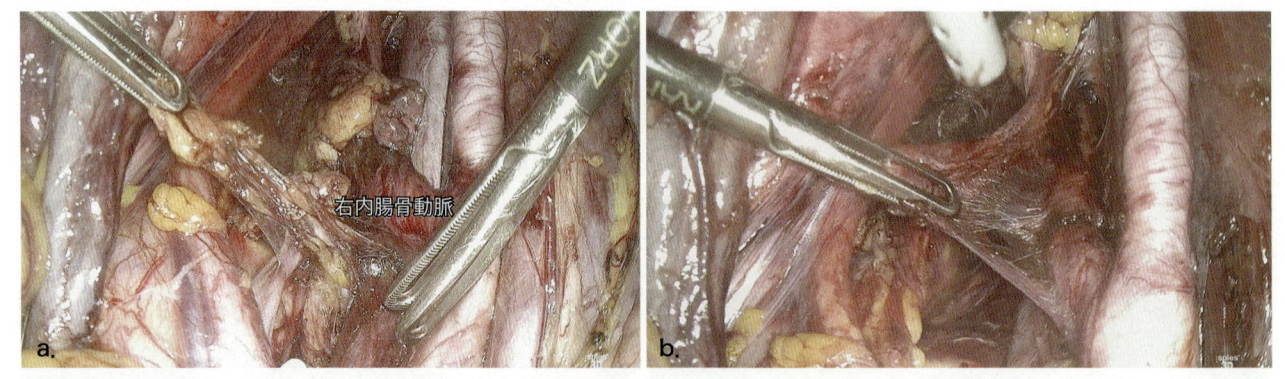

図13 内腸骨節の郭清
a：総腸骨内側のリンパ節をそのまま尾側に郭清することで内腸骨節と一塊に摘出することが可能となる．
b：内腸骨動脈血管鞘ごとリンパ節を摘出する．

線となるため，右尿管板（の外側の膜）からリンパ節を剥離し，内腸骨血管側にリンパ節を集める．直腸がまっすぐ引き上げられていないとリンパ節ごと尿管板（下腹神経）を切除してしまうことが多いため，尿管板とリンパ節の分離時には直腸を牽引すると正しい剥離面の同定が容易となる．

続いて，仙骨前面からリンパ節を丁寧に剥離するが，正中仙骨動静脈を損傷しないように注意する．この時点で総腸骨～内腸骨動静脈の裏面のリンパ節はほぼ大腰筋側から摘出されているため，リンパ節を内側に緊張をかけながら周囲組織から剥離することで，総腸骨～内腸骨血管周囲のリンパ節は完全に摘出することが可能となる（図12，図13）．

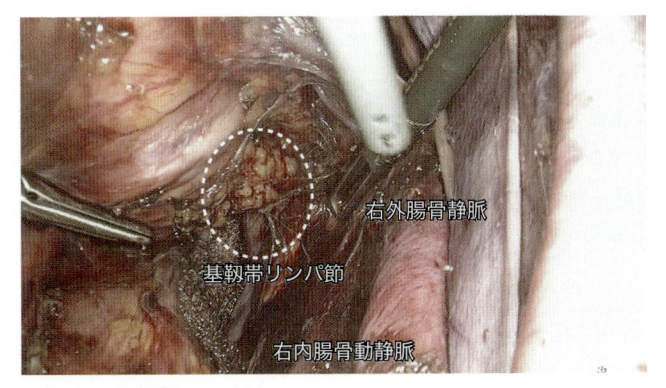

図14　基靭帯リンパ節
内腸骨リンパ節をそのまま尾側へ郭清することで基靭帯節も一塊で切除可能であるが，この段階での基靭帯リンパ節郭清は根部までとする．

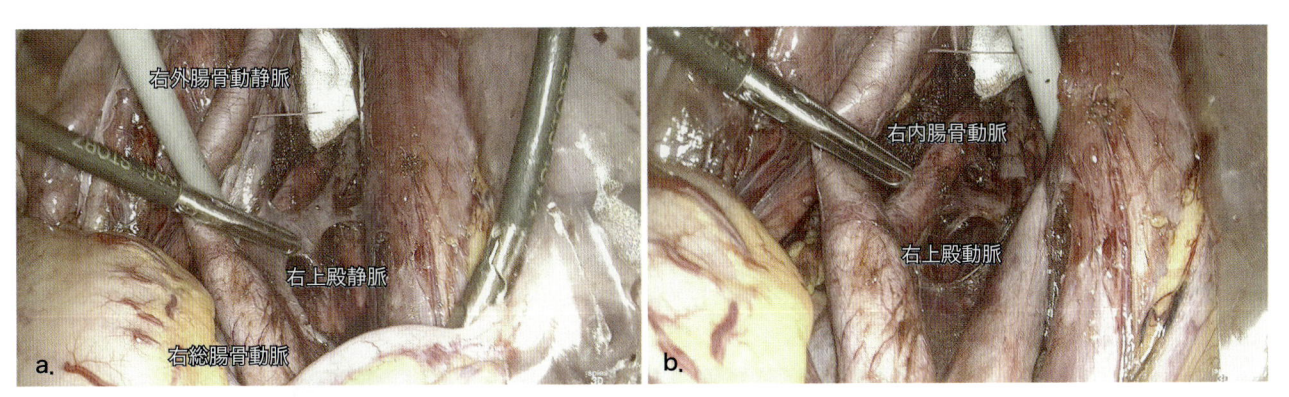

図15　骨盤リンパ節郭清終了図

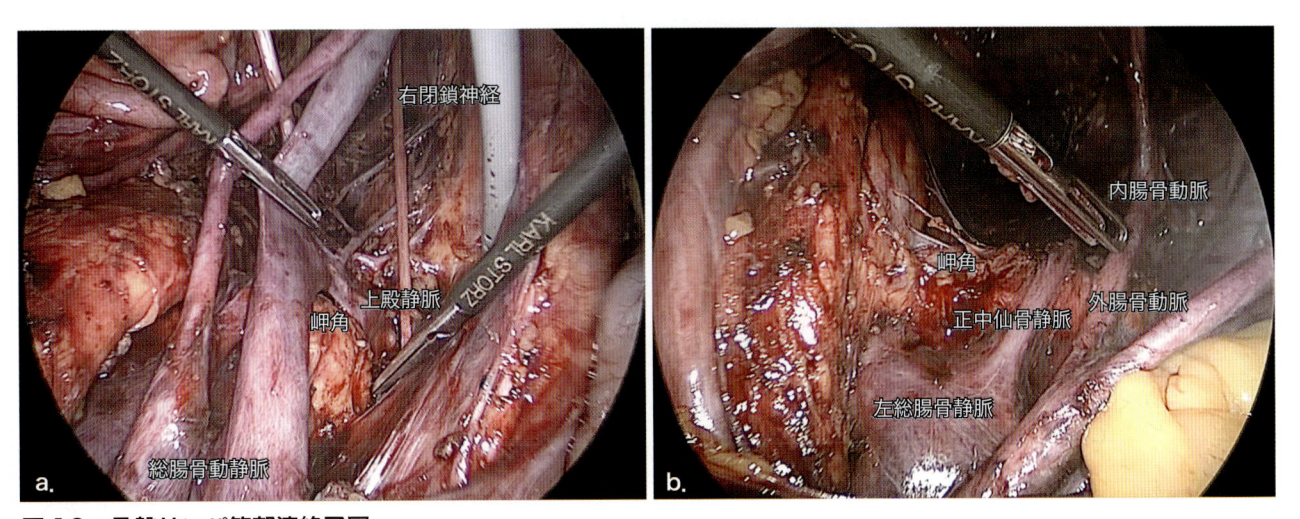

図16　骨盤リンパ節郭清終了図
図15とは別の症例．

　その後，仙骨，内腸骨節を尾側方向に剝離すると，自然と内腸骨血管鞘がリンパ組織とともに摘出され，基靭帯血管が露出されるようになる（基靭帯血管鞘が内腸骨血管鞘に連続するためである）．この時点で基靭帯節も en bloc に郭清することは可能であるが，我々は腫瘍の広がり，占拠部位などを観察しながら基靭帯（節）の切除範囲を術中に決定するため，この時点では基靭帯節は基靭帯根部あたりまでとし，残りは基靭帯切除時に基靭帯血管とともに基靭帯リンパ節を摘出する（図14）．一塊として切除した仙骨，内腸骨節は内腸骨動脈から側臍靭帯が分岐する部位で基靭帯節から分離し，すでに剝離を終え閉鎖窩に集められた総腸骨，外腸骨，閉鎖節とともに一塊に摘出し，骨盤内リンパ節郭清術を終了とする（図15，図16）．

49

G 上部靱帯の切断

　尿管を尿管板に包まれた状態で広間膜後葉より剥離する．腔に注目すれば岡林の直腸側腔を展開する操作となる．神経温存術式を行うために重要な解剖学的ランドマークとなる下腹神経を尿管といっしょに尿管板に包まれた状態で広間膜後葉から剥離するとのちの操作が行いやすくなるが，直腸の対側方向への緊張（直腸の直線化）が十分かかっていないとこの操作は困難となるため直腸を対側に牽引することが大切である．我々は血管クリップを直腸ひだに装着し，その血管クリップを腹壁から通した糸で牽引することで直腸を授動，直線化している（図17）．尿管板も広間膜後葉も薄い膜様構造物であり，両者を分離する正しい層に入るのが難しい．そこで我々は尿管に並走する栄養血管を解剖学的ランドマークとしている．尿管の栄養血管は尿管，尿管板とともに広間膜後葉より剥離されなければならない．そのため，栄養血管と広間膜後葉との間を剥離することで正しい層に入ることが可能となる（図18，図19）．尿管板と広間膜後葉を剥離（腔に着目すれば岡林の直腸側腔を展開）したのちに上部靱帯（卵巣温存するかどうかで切断の部位が異なる）を切離し，広間膜後葉を仙骨子宮靱帯付近まで切り下げておく．

　そののちに側臍靱帯を吊り上げていた糸を切断し，円靱帯を側臍靱帯内側で切開する．

H 子宮の把持（図20）

　我々は手術開始時に腟カフを形成するために子宮マニピュレーターを使用することはできない．そのため子

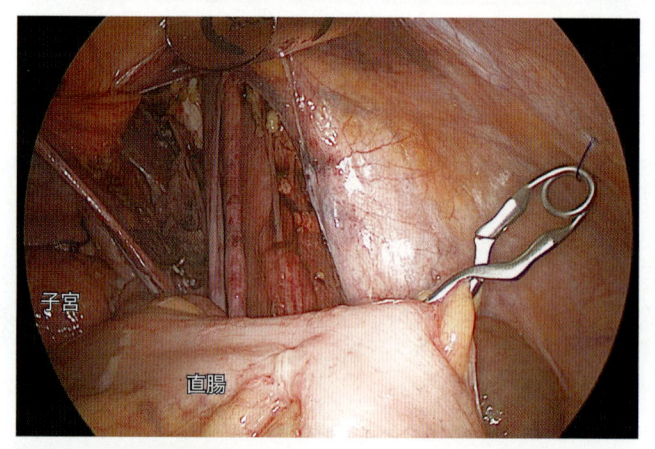

図17　直腸の授動
着脱式血管クリップを直腸ひだに装着し，糸で腹壁に牽引することで直腸を自在に牽引することが可能となり，良好な術野の確保が可能となる（図は直腸を右に牽引し左骨盤内の術野確保を行っている）．

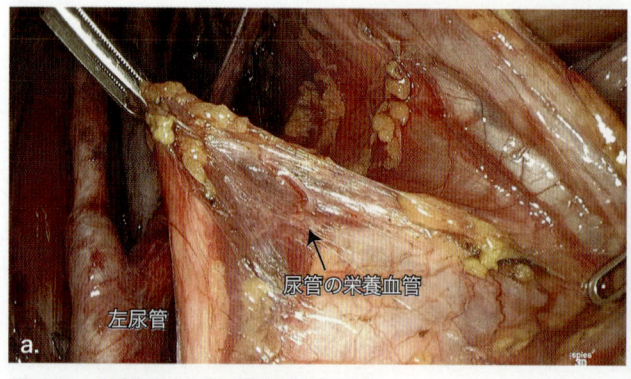

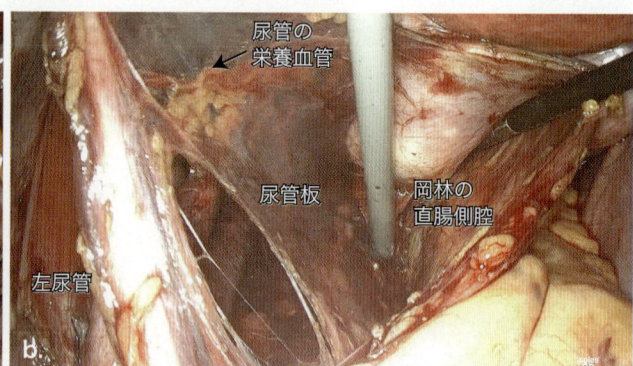

図18　尿管ならびに尿管板の分離
a：尿管を尿管板ごと広間膜後葉より分離する．尿管に並走する栄養血管も尿管板に包まれることに留意する．
b：尿管板ごと尿管を広間膜後葉より分離．腔に着目すれば岡林の直腸側腔を展開したことになる．

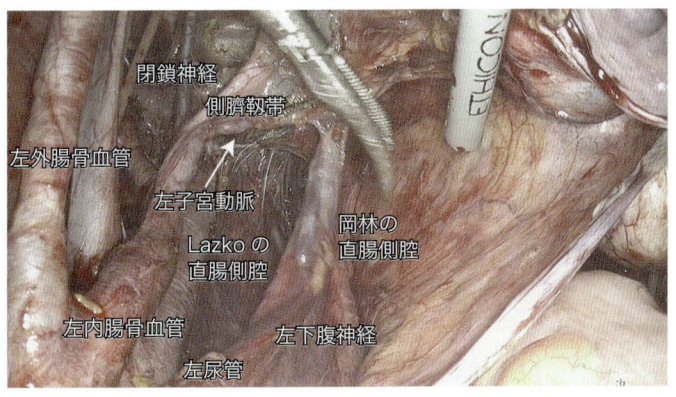

図19 尿管板を広間膜後葉より分離した時点での解剖学的位置関係

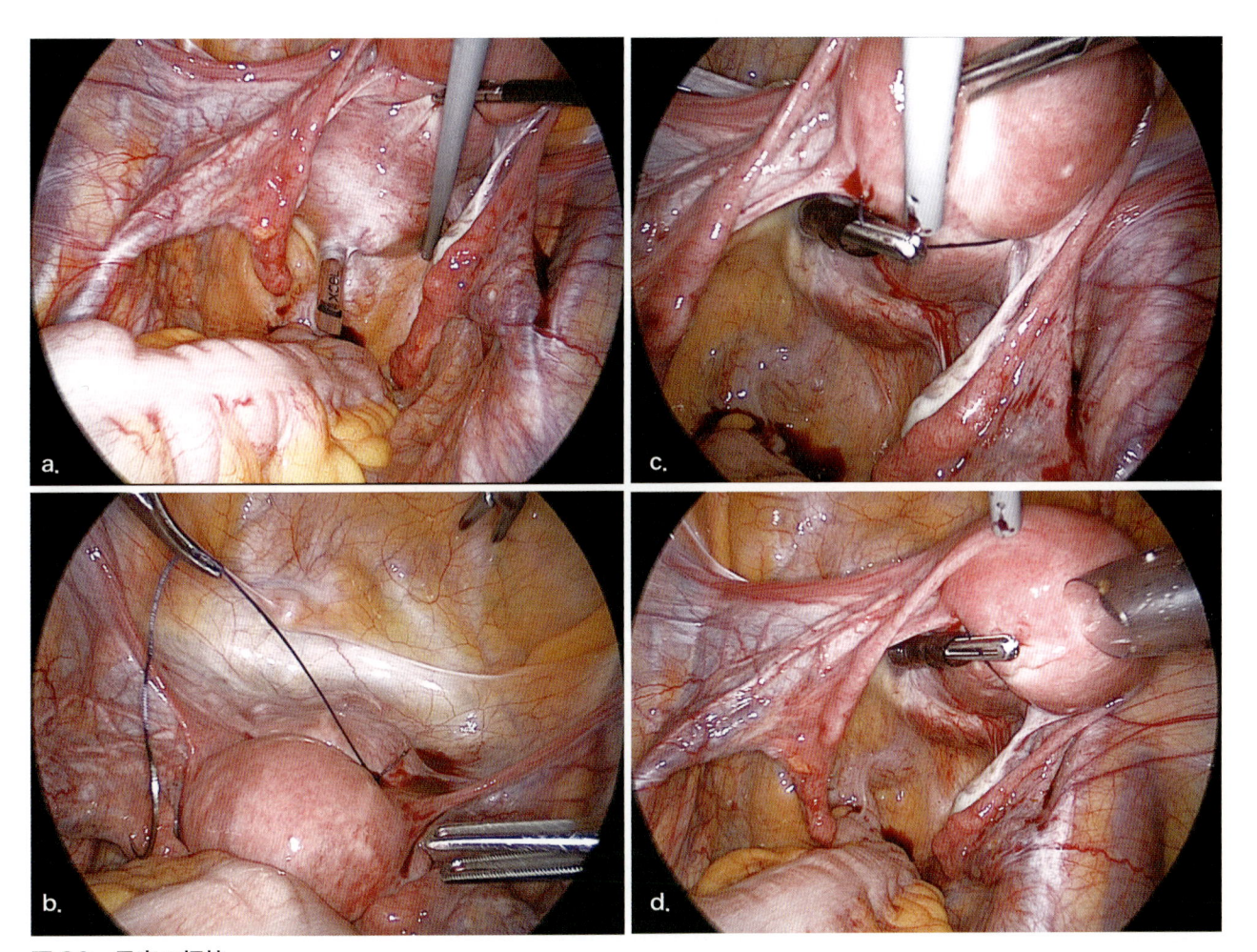

図20 子宮の把持
子宮頸部にかけた1-0バイクリルを後腟円蓋から挿入した鉗子で把持し子宮を把持する．

　宮体部周囲に1-0バイクリルを回し，その糸を後腟円蓋から挿入した把持鉗子で把持し，子宮を把持する．
　この子宮に1-0バイクリルを回す操作であるが，不用意に行うと子宮周囲の血管を傷つけ，止血しづらい出血を認める場合がある．また，出血を恐れるあまり針の挿入が浅過ぎると，十分に子宮を牽引できない．コツはendopelvic fasciaより深く針を挿入することである．また，1-0バイクリルはしっかり結紮しなければ術中に糸が緩み，十分に子宮を牽引することができなくなるので注意が必要である．

I 尿管周囲の脱膜化

　尿管トンネルの開放は，正しい層に入ればものの数分で終了するが，層を間違えることで止血困難な出血をきたしたり，尿管損傷を起こしたりと広汎子宮全摘術の成否を分けるといっても過言でない重要な手技である．この操作をすべての症例で安全に施行するポイントは「尿管トンネルを開放するのではなく，尿管周囲の脱膜化を行う」ことだと我々は考えている．

　「尿管トンネルの開放」という言葉からは，尿管が狭いスペースを貫くように走行していて，そのスペースを展開していく操作がイメージされる．解剖の章で解説したように尿管は後腎由来の組織であり，本来中腎由来の組織である子宮とは自然に分離することが可能なはずである．ただ中腎と後腎が発生過程で位置が逆転する現象が生じたため，尿管周囲で癒合筋膜が形成された．つまりはその癒合筋膜を切開すれば自然と尿管は子宮から分離されるはずである．このイメージを持つことにより，どの症例でもほとんど出血することなく尿管トンネルを開放することが可能となる．

　もう一度強調したい．「尿管トンネルを開放するのではなく，尿管周囲を脱膜化することで自然と尿管は子宮から分離され，授動される」

　実際の手術では尿管周囲の2枚の膜構造を十分意識し，step by stepで操作を進めることが重要である．このときに基靭帯血管を尿管内側と尿管外側に分け，それぞれの血管鞘と尿管板の連続性（癒合）を意識すること．膵臓周囲の癒合筋膜がTreitz（膵頭部），Toldt（膵尾部）と2箇所で存在したのと同様に，尿管周囲の癒合筋膜も尿管内側と外側の2箇所で存在するのである．

1．尿管板内側の膜（下腹神経前筋膜）と尿管内側の基靭帯血管鞘との癒合筋膜の脱膜化＝尿管トンネル内側の開放

　下腹神経前筋膜（尿管板内側の膜）を切開し，いわゆる尿管トンネル入口部をつくる．

　まず，尿管内側の膜（下腹神経前筋膜）と尿管内側に位置する基靭帯血管（深子宮静脈）との間の膜の連続性を切開する．この膜は非常に薄いものであるが，この薄い膜を下腹神経前筋膜と尿管内側の深子宮静脈血管鞘の癒合筋膜と意識し脱膜化することが重要である．尿管トンネルの入口部を明らかにするためには尿管内側の癒合筋膜を切開することが必要であり，この癒合筋膜を丁寧に切開していけば自然と尿管トンネルは開放される（図21）．発生学的に尿管と基靭帯血管は分類が違う（中腎由来と後腎由来）構造物であり，必ず分かれるものであるからである．すなわち，尿管トンネルは開放するのではなく，周囲の膜構造を切っていけば自然と開いていくのである．ポイントは尿管内側の癒合筋膜を切開する（脱膜化する）ときに，その膜に連続する深子宮静脈を損傷しないように注意することである．

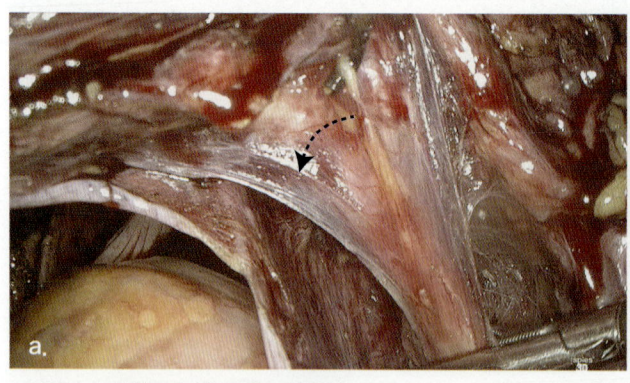

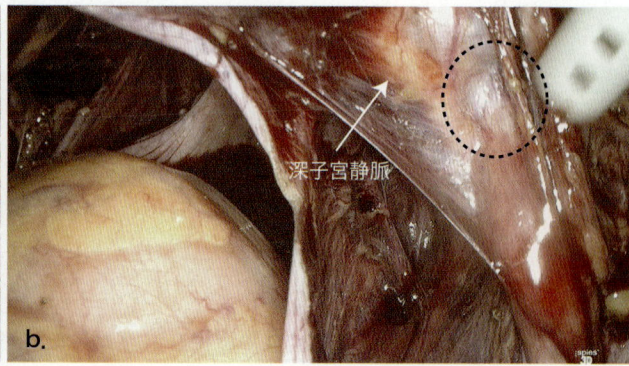

図21　尿管板内側の膜の脱膜化
a：尿管内側の膜（下腹神経前筋膜）と深子宮静脈の連続性を切開する（→）ことで自然と尿管トンネルの入口部が明瞭となる．
b：暫定的に尿管トンネル入口部が開放された時点．

2. 尿管板外側の膜の脱膜化

尿管板外側の膜の脱膜化をスムーズに行うためには，ちょっとした術野確保の工夫が必要である．まず，側臍靱帯から膀胱につながる膀胱下腹筋膜を子宮動脈と上膀胱動脈の間で切開し，window を形成する．左（右）骨盤の操作を行う場合は左（右）下腹部のトロッカー孔から血管テープ（黄色）を挿入し，体外から牽引する．こうすることで子宮動脈（ならびに基靱帯血管）が側方に牽引され，尿管板外側の膜との間の膜に緊張がかかり，脱膜化しやすくなる．この牽引法は尿管板外側の膜の脱膜化を成功させるためには絶対に必要な工夫である．この牽引法を<u>がん研式側臍靱帯牽引法 1</u> と命名する（図 22）．

術野確保ののちに尿管板外側の膜の脱膜化を行う．尿管板外側の膜の脱膜化は 2 種類あるイメージで行うとよい．尿管腹側の脱膜化と尿管背側の脱膜化である．

a. 尿管腹側における尿管板外側の膜と子宮動脈血管鞘の癒合筋膜の脱膜化＝尿管と子宮動脈の分離

尿管腹側では「尿管板外側の膜と子宮動脈血管鞘との癒合筋膜の脱膜化」を行う．

まず尿管を引き抜くように緊張をかけると，子宮動脈との間に数本尿管枝を視認することができる（図 23a）．尿管の腹側では尿管板外側の膜は子宮動脈血管鞘に連続するため，子宮動脈から分岐する尿管枝は必ず尿管板外側の膜に沿って走行する．一般に尿管枝は 1 本目の太いものだけを指すことが多いが，尿管板内側の膜の脱膜化を行い，尿管トンネル入口部を広く開放すると，一般的な尿管枝以外にも数本細い枝があることがわかる．盲目的に尿管トンネルを開放したときに，oozing を認めるのはこの血管が破綻するためと思われる．剥離操作

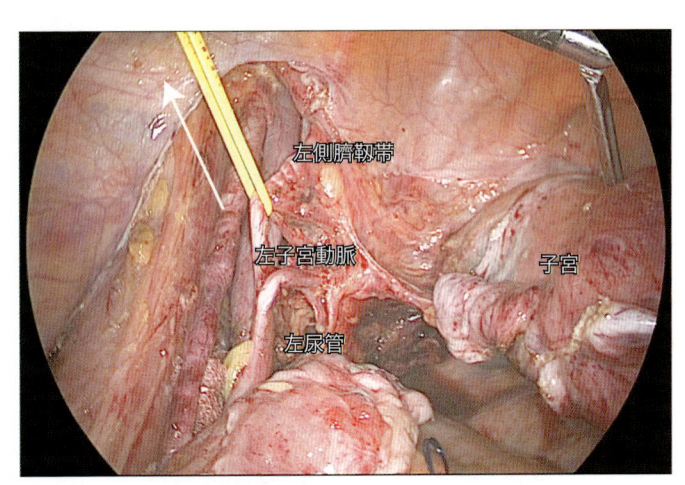

図 22 がん研式側臍靱帯牽引法 1
矢印の方向に側臍靱帯を牽引することで，尿管外側の膜と子宮動脈血管鞘，基靱帯血管鞘の癒合部に緊張がかかり，尿管外側の脱膜化を行うことが容易となる．この牽引法は我々独自の方法であり，脱膜化には欠かせない牽引法である．＜がん研式側臍靱帯牽引法 1＞と命名した．

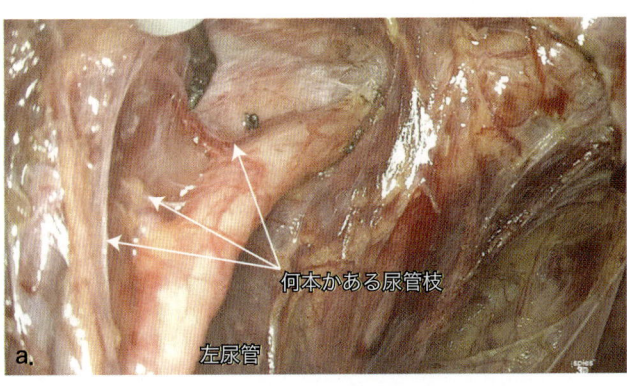

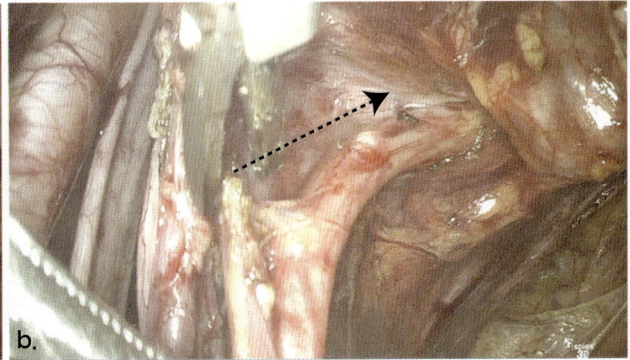

図 23 尿管腹側における尿管板外側の膜の脱膜化
a：尿管板外側の膜は子宮動脈血管鞘に連続する．そのため尿管栄養血管（尿管枝）は同膜に沿って走行する（尿管板内側の膜の脱膜化を行ったことで尿管トンネルが広く，浅く開放されている点にも注目してほしい）．
b：尿管枝の分離切断ののちに，尿管板外側の膜と子宮動脈血管鞘との連続性を切開する（→方向）．

第2章　解剖学に基づいた腹腔鏡下神経温存広汎子宮全摘術

全般にあてはまることであるが，剥離面は広く，浅く展開することを原則とする．尿管トンネル開放もトンネルという狭く，深いイメージでの剥離を行うのではなく，尿管板内側の膜の脱膜化を行い，広く浅く展開することが重要であることが理解していただけると思う．尿管板内側の脱膜化ののちに視認可能となった尿管枝を分離切断し，尿管の腹側で尿管板外側の膜を切開する．この操作によって尿管と子宮動脈は完全に分離される（図23b）．

　＊この尿管板内側，外側の膜の脱膜化により子宮動脈と尿管が分離される理論は子宮動脈温存する広汎子宮頸部摘出術に応用可能である（図24）．

b．尿管背側における尿管板外側の膜と基靱帯血管鞘の癒合筋膜の脱膜化＝下腹神経（骨盤神経叢）と基靱帯血管との分離

　尿管背側にも腹側同様に尿管板外側の膜と基靱帯血管鞘（ここでは浅・深子宮静脈血管鞘）との連続を確認することができる（図25a）．この癒合筋膜は尿管の背側で尿管板に挟まれて分離された下腹神経（骨盤神経叢）と基靱帯血管を連続させる構造物である．神経温存広汎子宮全摘術を行うためには神経と基靱帯血管との分離が必要になることから，この癒合筋膜を脱膜化することで基靱帯血管と下腹神経（骨盤神経叢）とが自然に分離される（図25b）．

　尿管を引き抜く方向に牽引しつつ尿管板内側，外側の脱膜化を行うことで，子宮動脈を越え5mm程度膀胱側まで自然とトンネルを開放することが可能である．

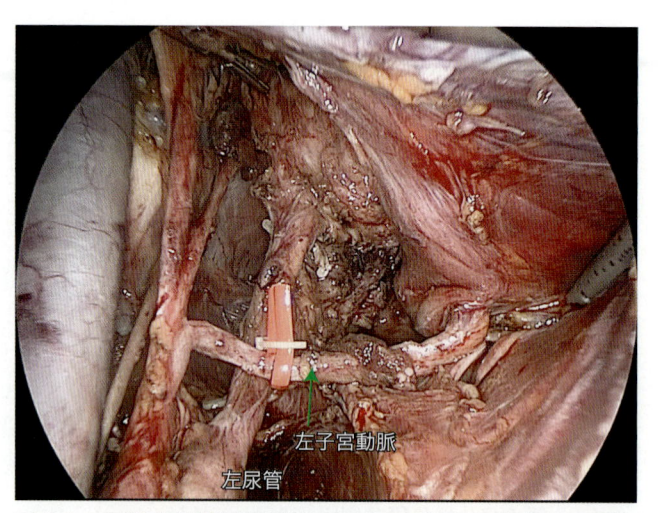

図24　広範子宮頸部摘出術における尿管と子宮動脈の分離
尿管周囲の癒合筋膜脱膜化によって子宮動脈と尿管の完全分離は容易に施行可能である．

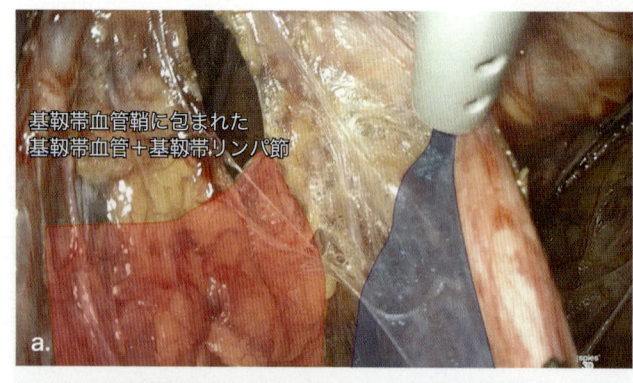

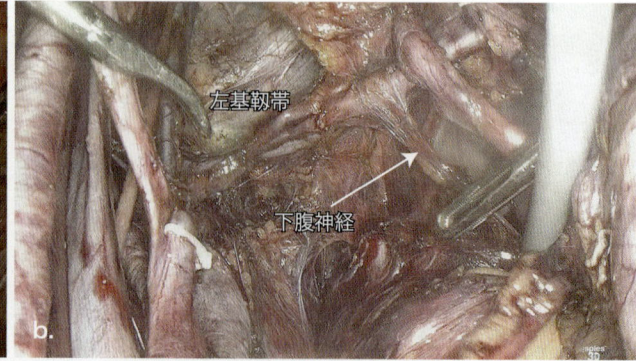

図25　尿管背側における尿管板外側の膜の脱膜化
a：尿管背側で尿管板外側の膜と基靱帯血管鞘との連続性（癒合）を切開し，基靱帯血管と下腹神経（骨盤神経叢）を分離する．図で赤く囲った部分が基靱帯，青く囲った部分が尿管板（下腹神経，骨盤神経叢を含む）．両者を覆う膜が癒合し，癒合部位をモノポーラーで切開しようとしている．
b：脱膜化終了時点．基靱帯血管が露出され，下腹神経が基靱帯から分離されている．

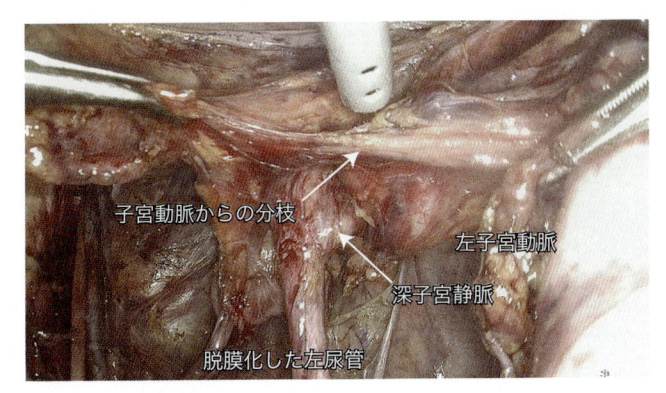

図26 子宮動脈からの分枝
尿管の脱膜化ののち，子宮動脈からの分枝を切断すると尿管トンネルは完全に開放される．

　ここまで行った段階で子宮動脈を側臍靱帯分岐部でクリッピング，切断する（尿管周囲の脱膜化を終えるまでは子宮動脈は切断しない．なぜなら子宮動脈を切断することで，尿管周囲の膜に緊張がかからなくなるためである）．そして，子宮動脈から膀胱に向かって分岐する枝（のちに解説）を切断すると子宮動脈は尿管から離れ，尿管トンネルは完全に開放されることとなる（図26）．
　繰り返しになるが，
　「尿管トンネルの開放」＝「尿管板内側の膜の脱膜化（尿管トンネル内側の開放）」＋「尿管腹側での尿管板外側の膜の脱膜化（尿管と子宮動脈の分離）」＋「尿管背側での尿管板外側の膜の脱膜化（下腹神経と基靱帯血管の分離）」と我々は考えている（尿管トンネルの開放のみであれば尿管背側での尿管板外側の膜の脱膜化は必要ないが，この時点で行っておくと，神経叢の位置を確認しつつ今後の操作を行うことが可能となるため，我々は必ずこの時点で施行することとしている）．

【子宮動脈からの分枝とは（図27）[1]】
　図27に示されるように膀胱の主要な動脈支配は内腸骨動脈より分岐した動脈群として3つに分類されている．側臍靱帯より分岐する上膀胱動脈により栄養される領域（superior vesical）と膣動脈から分岐する下膀胱動脈により栄養される領域（inferior vesical）によって大半は占められるものの，尿管の膀胱入口部あたりは子宮動脈からの分枝によって栄養されている［deferential（uterine）と記載されている部分］．そのため，子宮動脈を内腸骨動脈分岐部で切断し子宮とともに摘出するためには，この分枝を切断し膀胱との連続を断たなければならない．この枝が尿管の膀胱入口部あたりを栄養することからわかるように，この分枝は尿管トンネル開放時に，尿管と交差するかたちで存在する．手術書のなかにはこの分枝を中膀胱動脈と記載しているものもあるが，この中膀胱動脈を切断することで子宮動脈と尿管とは完全に分離され，膀胱子宮靱帯前層の処理が容易となる．ここでは中膀胱動脈切断までを尿管トンネルの開放，それ以降を膀胱子宮靱帯前層の開放と記載した．

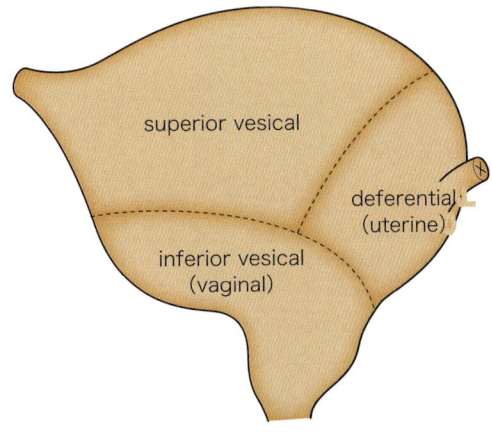

図27　膀胱の支配血管
膀胱の主要な動脈支配は内腸骨血管より分岐した動脈群として3つに分類されている．
(Braithwaite JL: The arterial supply of the male urinary bladd. Br J Urol 24: 64-71, 1952)

第2章 解剖学に基づいた腹腔鏡下神経温存広汎子宮全摘術

J 膀胱子宮靱帯前層の切断

　尿管トンネルの開放に続いて膀胱子宮靱帯前層の切断を行う．

　まず，膀胱を子宮頸部より十分に尾側に剥離する．膀胱を剥離する時点で怒張した血管を認めた場合，多くの場合はその血管を膀胱側につけるように剥離することで正しい剥離面に到達できる．しかし，円錐切除後や大きな頸部腫瘍の症例などでは子宮頸部側の新生血管が発達し，子宮頸部側の血管も怒張していることがあるため，その都度膀胱側の血管か子宮頸部側の血管かの判断が必要となる．この判断のコツはしっかり膀胱を引き上げ，膀胱と子宮との間に存在する avascular space（蜘蛛の巣様の組織）を丁寧に展開することである．膀胱を十分に剥離することで展開すべき膀胱子宮靱帯前層が明瞭化する．

　尿管板内側の膜は尿管トンネル開放の時点で深子宮静脈血管鞘との連続性を切断されており（尿管板内側の膜の脱膜化），尿管に付着する形で膀胱まで視認することが可能である．そこでこの膜構造（下腹神経前筋膜に連続する構造物）と子宮頸部筋膜との間を展開する．本来ならこの層を剥離，拡大するのみで中腎由来の子宮と，後腎由来の尿管とは分離できるはずであるが，中膀胱動脈と同様に両者をつなぐ血管が存在する．cervico-vesical vessel の存在である．cervico-vesical vessel が尿管と交差するため，その部位には膜様構造が形成される（図28a）．そこでこの膜様構造を丁寧に切離すると，cervico-vesical vessel は尿管から分離され，単離，切断することが可能となる（図28b, c）．cervico-vesical vessel を切断すると尿管は尿管板に包まれた状態で子宮頸部から分離される．尿管損傷を恐れるがあまり子宮頸部側で剥離すると子宮頸部筋膜内に迷入し止血困難な出血を認める．あくまで剥離，展開する層は子宮頸部筋膜と尿管板（下腹神経前筋膜に続く膜）の間でなければならない．尿管トンネル開放と膀胱子宮靱帯前層の展開では特に尿管板内側の膜（下腹神経前筋膜）を強く意識するように我々は注意している．そうすることで尿管は下腹神経前筋膜に包まれるかたちで授動されるため，尿管損傷を防ぐことが可能となる．

　膀胱子宮靱帯前層が開放されると尿管が膀胱移行部まで膜構造（尿管板）に包まれた状態で外側に授動させることが可能となる（図29a）．この時点で尿管板を尿管の直下（下腹神経直上）で切開することで尿管と下腹神経が分離され，のちの神経温存術式が容易となる（図29b）．ここまで行った時点で側臍靱帯にかかっている血管テープをいったん外し，<u>尿管と側臍靱帯をいっしょに血管テープにて外側に把持（がん研式側臍靱帯牽引法2）</u>（図30）し，次の操作に移る．

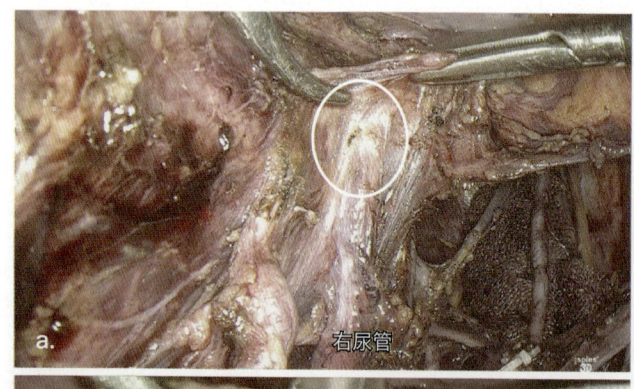

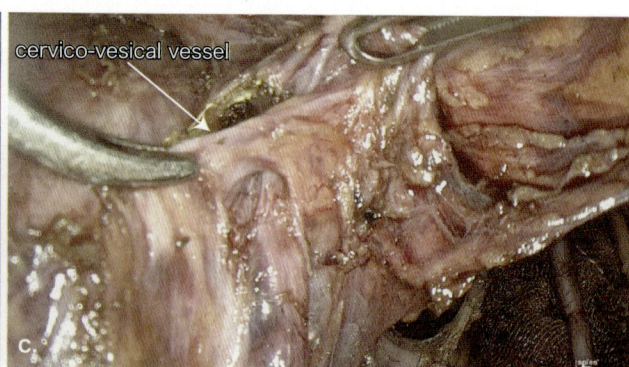

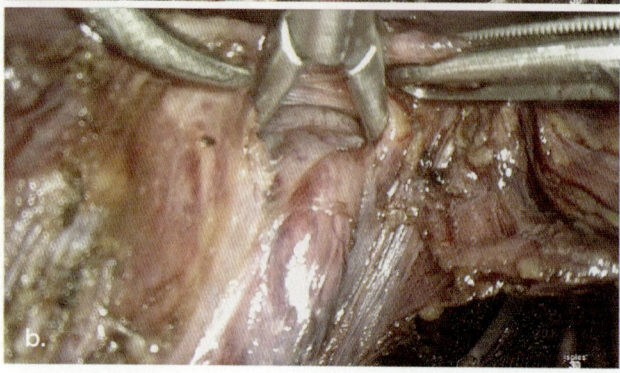

図28　膀胱子宮靱帯前層（右）の処理

a, b：cervico-vesical vessel 周囲では尿管と cervico-vesical vessel との間に膜様構造物（○）が存在する．膜の連続性を鉗子で切断することで cervico-vesical vessel と尿管が分離される．

c：cervico-vesical vessel を切断すれば膀胱子宮靱帯前層の処理は終了する．

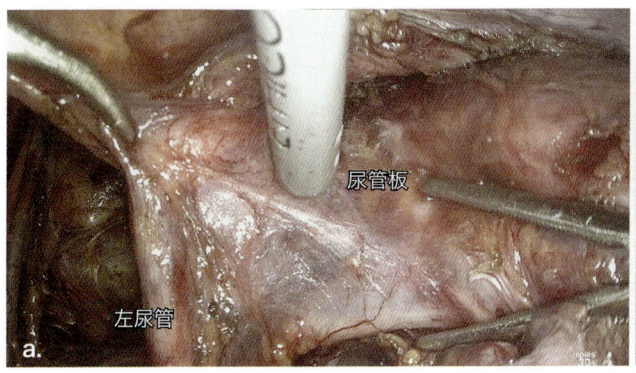

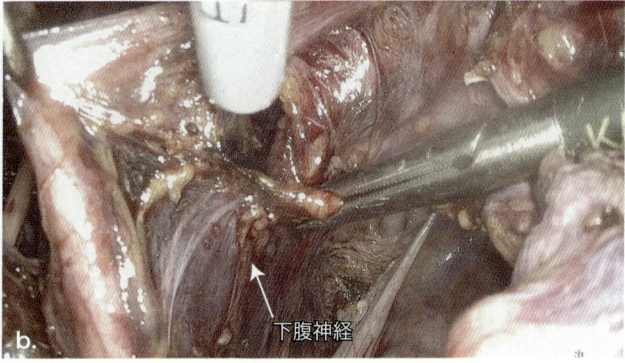

図29　尿管の外側への完全授動
a：膀胱子宮靱帯前層を処理すると尿管は尿管板に包まれた状態で外側に授動される．
b：尿管板を下腹神経直上で切開し尿管と下腹神経の連続性を断つ．

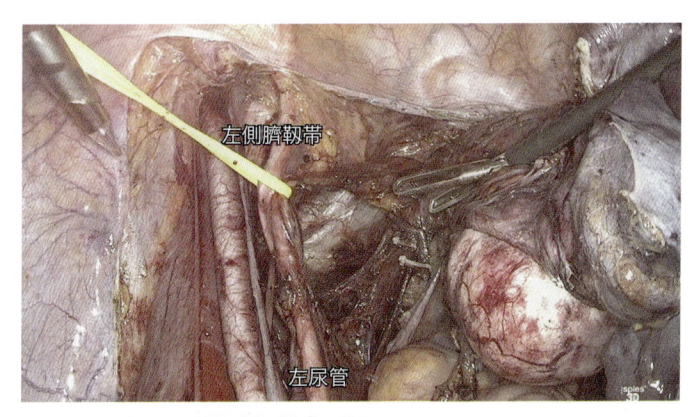

図30　がん研式側臍靱帯牽引法2
側臍靱帯と尿管とを一緒に吊り上げることにより，基靱帯の術野確保が良好となる（この図ではすでに基靱帯血管の切断を終了している）．

K 基靱帯の切離

　リンパ節郭清を行う時点で，内腸骨節とともに基靱帯根部までのリンパ節郭清術は終了している．そして，内腸骨リンパ節郭清時点で内腸骨血管鞘はリンパ節とともに切除され，内腸骨血管鞘と近接する梨状筋筋膜は切断されることが多い．基靱帯周囲の梨状筋筋膜直下には骨盤内臓神経 S2, S3 の本管が存在するため，内腸骨リンパ節郭清時には往々にして骨盤内臓神経 S2（時に S3 までも）が露出されることとなる（図31）．S2, S3 は骨盤外で坐骨神経（sciatic nerve）となるため損傷には留意すべきであるが，この時点で S2, S3 を同定しておけば，それらから分岐する骨盤内臓神経の根部を同定する解剖学的ランドマークとなる．

　　注）神経は剝離同定する段階でダメージを受け，機能低下を起こすとされる．この術式を開始した当初は，解剖学的位置関係を正確に把握するため全症例に対して仙骨神経の同定を行っていたが，排尿機能回復までの時間が延長した印象を持つ．現在では仙骨神経本幹（S2, S3）を同定する操作はルーチンとはしていない．

　さて，基靱帯節郭清に話を戻す．

　一般的に血管は中枢側では細かい分枝が少なく分離しやすいものの，末梢側（臓器側）では分枝が多く細かい血管が多いため分離しにくい．このことは子宮と基靱帯の間にもあてはまり，基靱帯血管も内腸骨血管から分岐する中枢側では分離しやすいが，子宮流入部（臓器側）あたりでは分離困難となる．このような理由から，基靱帯リンパ節を完全に郭清しようとすると子宮側に近づくにつれ微小出血が生じ郭清困難となるため，基靱帯切断部あたりのみのリンパ節を血管から分離し臓器側に集めておき，基靱帯節は子宮とともに摘出することとしている．基靱帯切断部のリンパ節郭清時に基靱帯血管鞘をリンパ節ごと切離することで，基靱帯血管のみを分離し切断することが容易となる（図32，図33）．基本的に深子宮静脈切断の位置は内腸骨静脈分岐部として

第 2 章　解剖学に基づいた腹腔鏡下神経温存広汎子宮全摘術

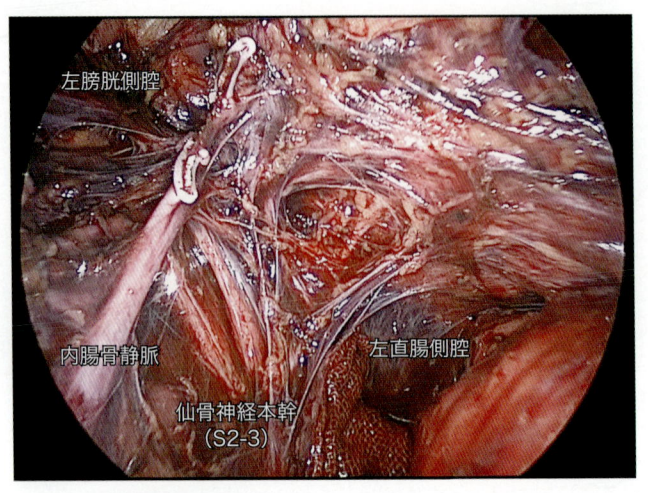

図31　仙骨神経本幹
内腸骨リンパ節郭清時に内腸骨血管鞘とともに梨状筋筋膜が穿破されることにより仙骨神経本幹が露出されている（この図ではすでに1本の基靱帯血管がクリッピング切断されている）．

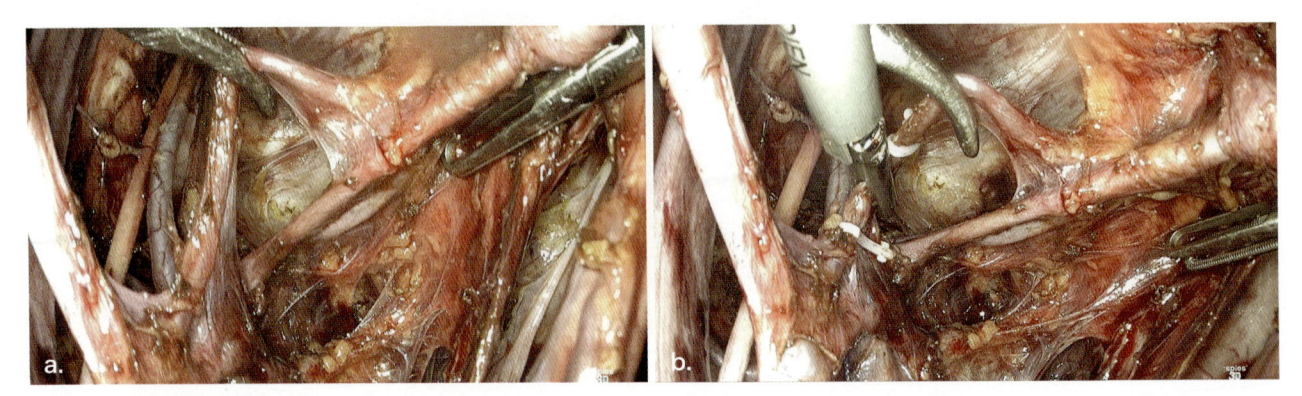

図32　基靱帯の切離①
基靱帯リンパ節郭清の時点で基靱帯血管鞘は切離されており，中枢側の基靱帯血管は容易に分離，クリッピング可能である．

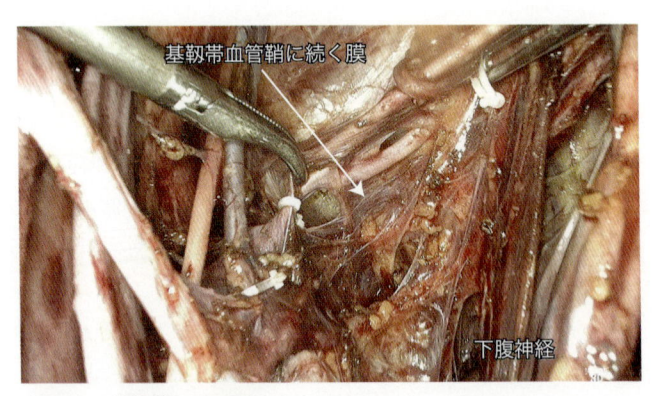

図33　基靱帯の切離②
基靱帯の最後の血管の分離，クリッピングを行うところ．これより背側は骨盤内臓神経が立ち上がるところであり，リンパ脂肪組織や基靱帯血管鞘に続く膜（この膜は尿管板とも連続し，骨盤内臓神経，骨盤神経叢を包む）をあえて切除していない．

いる（閉鎖静脈が深子宮静脈に合流する場合はその合流点より内側を切断点とし，閉鎖静脈を温存するようにしている）が，基靱帯リンパ節に転移を認めている場合や基靱帯直接浸潤を認める場合などは内腸骨血管ごと切除する，いわゆる超広汎子宮全摘術を行う場合もある．リンパ節郭清の時点で内腸骨血管血管鞘が完全に切除されているため，内腸骨血管は骨盤壁である梨状筋から分離されており，腹腔鏡下にも安全に超広汎子宮全摘術を施行することが可能である．

L 子宮膀胱靱帯後層の切離

　子宮膀胱靱帯後層は，神経温存広汎子宮全摘術を施行する場合は深子宮静脈に流入する上（または中）膀胱静脈を切断し，骨盤神経膀胱枝を温存することを基本とする．そこで膀胱子宮靱帯後層内の膀胱静脈を出血なく露出することが安全な後層処理に絶対に必要な手技となる．そのためには以下の2つの操作が必要となる．

1. 膀胱側腔展開時に内側の脂肪組織をしっかり摘出する

　骨盤内リンパ節郭清時に膀胱側腔を展開する際，膀胱側腔の内側の脂肪組織をしっかり摘除することで膀胱子宮靱帯後層に付着する脂肪組織（＋リンパ組織）を摘除することが可能となる．解剖学的目安は膀胱固有筋膜である．解剖の章で解説したように，膀胱子宮靱帯後層は膀胱静脈の流出路であり，いわば膀胱腸間膜に相当する．膀胱子宮靱帯後層は膀胱固有筋膜と内腸骨血管鞘の癒合筋膜によってパッキングされていることから，膀胱固有筋膜を露出するように閉鎖リンパ節を郭清すれば，膀胱子宮靱帯後層を裏打ちする膜構造が視認可能となる（図34a, b）．

2. 膀胱子宮靱帯後層を裏打ちする膜構造を"脱膜化"する

　膀胱子宮靱帯後層の外側（膀胱側腔との境）には膜構造が存在し，後層内の静脈，神経，脂肪組織をパッキングする．膀胱子宮靱帯後層をパッキングする膜構造は膀胱下腹筋膜，基靱帯血管鞘，膀胱固有筋膜と連続する形で膀胱側腔の内側を縁取る膜になっていると解剖の章で解説した．つまり，基靱帯血管切離時に基靱帯血管鞘を切離し，基靱帯リンパ節，骨盤内臓神経を分離した操作とまったく同様に，この膜構造を脱膜化し，後層内の静脈，脂肪組織，骨盤神経叢膀胱枝を分離する操作が必要となる．

　基靱帯断端を鉗子で持ち上げ，膀胱子宮靱帯後層を鉗子で挟むようにしながら膀胱を足側に押すことで，膀胱子宮靱帯後層に緊張がかかる．そののちに膀胱子宮靱帯後層をパッキングする薄い膜を丁寧に剝離，切離すると自然と膀胱静脈を露出することが可能である（図34c）．この操作に我々は好んでカールストルツ製のライトアングル鉗子を用いている．静脈を1本1本同定後，クリッピング切断し，基靱帯血管と膀胱の連続性を断つ（図35a）ことで，中腎由来の組織と後腎由来の組織の分離が終了し，傍腟結合組織が露出されることとなる

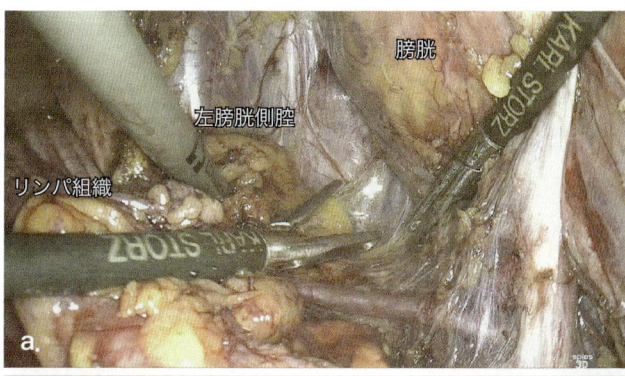

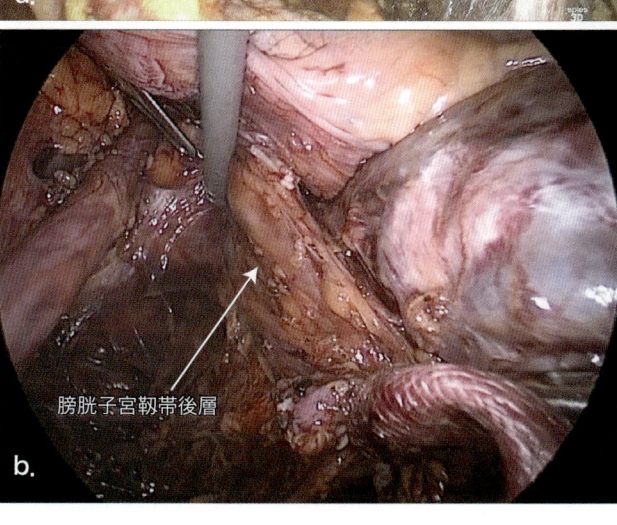

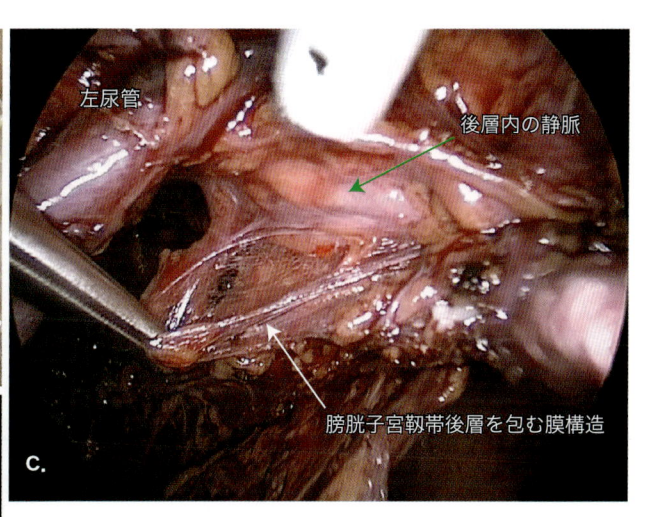

図34　膀胱子宮靱帯後層処理
a：膀胱側腔に存在するリンパ脂肪組織を徹底的に摘出し，内閉鎖筋筋膜，膀胱固有筋膜を露出する．
b：上記操作によって露出された膀胱子宮靱帯後層．この時点では膀胱固有筋膜，基靱帯血管鞘の癒合筋膜により包まれている（表面もつるつるした光沢があることから膜構造があることが認識できる）．
c：上記膜構造を切開すると後層内の静脈が露出され，視認可能となる．

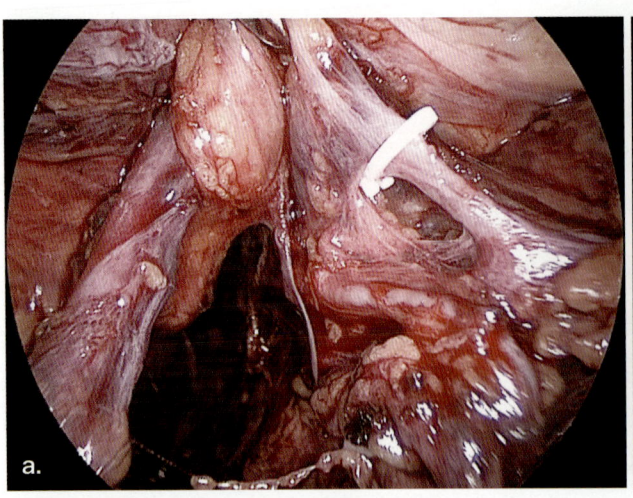

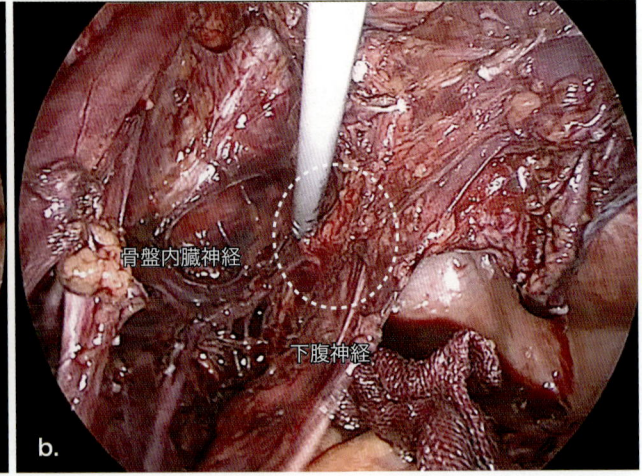

図 35 膀胱子宮靱帯後層の脱膜化
a：後層の静脈のクリッピング．脱膜化を行うことで後層内の静脈を1本1本クリッピング切断することが可能となる．
b：後層処理の終了時点．骨盤神経叢（○）の構造を視認することが可能となる．

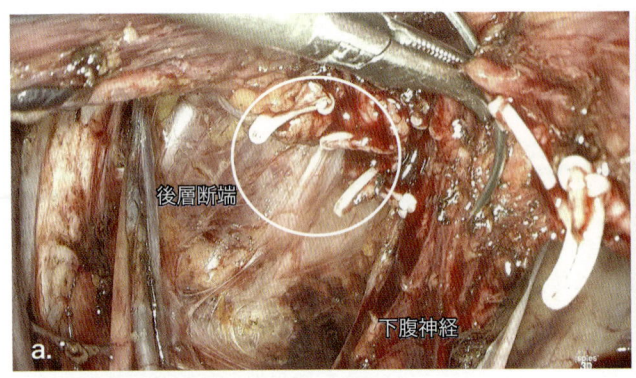

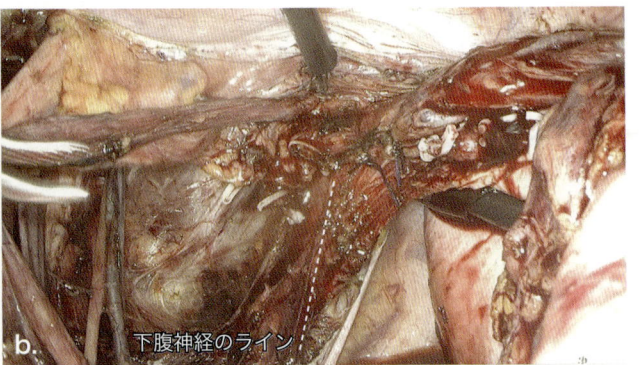

図 36 傍膣結合組織の縫合，結紮
a：下腹神経直上に縫合糸をかける．
b：傍膣結合組織の縫合，結紮終了時点．

（図35b）．膀胱子宮靱帯後層切断時に処理する静脈は2～3本のことが多く，骨盤神経叢膀胱枝は基靱帯と膀胱の連続性を断つための最小限の静脈処理をしたのちに残る組織として扱うのがよい．膀胱子宮靱帯膀胱枝のみを視認しようとすると，神経損傷を起こし膀胱機能は損傷されるので避けたほうがよい．

　傍膣結合組織は下腹神経上縁で縫合結紮し，切断する．この部位は縫合結紮することで，骨盤神経叢に対する熱損傷をできるだけ少なくする必要があると考えている（図36）．

> **【縫合結紮の意義】**
> 　傍膣結合組織の縫合結紮はスペースが狭い骨盤深部での操作となるため，やや困難な操作である．縫合結紮なしでもエネルギーデバイスで焼灼切断可能であるが，いったん出血してしまうと，血管が神経叢近くに引き込んでしまい，止血するためには神経の熱損傷を避けることができなくなる．縫合結紮を施行しておくことで，出血を起こした際も，血管が引き込まれることがなく，神経叢から安全な距離で焼灼止血することができ，神経の熱損傷を防ぐことが可能となる．

M 直腸剥離，仙骨子宮靱帯/直腸子宮靱帯/直腸膣靱帯の切開（図37）

　直腸を子宮/膣から剥離する，いわゆるダグラス窩の開放に移る．子宮内膜症などによる癒着を認めない場合は直腸を動かすことでできる腹膜の"よれ"の部位を切開することで，出血もなく容易にダグラス窩（直腸膣間

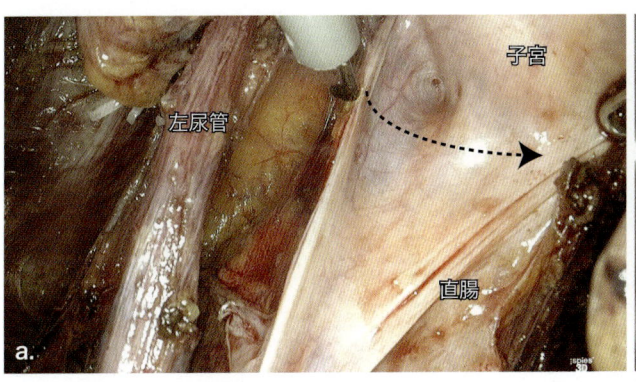

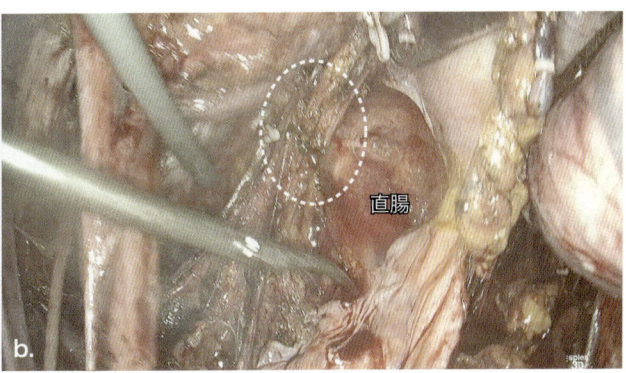

図37 直腸剥離，仙骨子宮靱帯／直腸子宮靱帯／直腸膣靱帯の切開
a：ダグラス窩腹膜を切開し直腸を剥離する（腹膜のよれを点線のように切開する）．
b：仙骨子宮靱帯群（○）を切開する．

隙）を開放することが可能である．
　ちなみに深部子宮内膜症切除の場合話題にされる直腸膣中隔は発生学的には腹膜の fusion fascia と考えられ，子宮内膜症などない場合，認識することは難しい（子宮内膜症によるダグラス窩閉鎖症例に対する展開方法についてはのちの FAQ の章を参照のこと）．
　直腸膣間隙を十分に展開することで直腸の脇に線維性の構造物を認識できるようになる．これが仙骨子宮靱帯／直腸子宮靱帯／直腸膣靱帯に相当するものである．
　この時点では手術に先立って形成した膣カフの切開部が透けて見えることが多く，その部位（膣切開部）に合わせて仙骨子宮靱帯／直腸子宮靱帯／直腸膣靱帯を切離する．
　そののち後膣円蓋に挿入したトロッカーを抜去する．

N 膣切開

　すでに膣カフが形成されているため膣パイプを膣内に挿入し，膣を切開することは容易な場合が多い．この時点で膣カフ内に切開が入らないよう気を付けなければならない．ここまでの操作で傍膣結合組織は処理されているが，一部の組織が残存し，膣の3，9時方向は前後の組織に比較し厚いことが多い．そのため3，9時方向では膣カフの位置を視認することが困難なため，前後（膀胱側，直腸側）から切開を入れ，膣カフを確認しながら横を切開することで，膣カフ内に入ることなく膣を切開することが可能となる．

O 摘出物の回収 (図38)

　摘出子宮は通常膣から回収するがこの時点で癌の散布を防ぐため回収バッグを用い経膣回収を行っている．
　子宮回収後は膣断端を1-0バイクリル糸にて単結紮縫合を行い，止血確認後中央部のみ腹膜縫合を行う．
　癒着防止のためセプラフィルムを貼付後，閉鎖式ドレーンをダグラス窩に留置し，手術終了とする

P 手術終了 (図39)

　骨盤リンパ節郭清では，外腸骨節，閉鎖節，内腸骨節の郭清を施行することは当然であるが，総腸骨節，仙骨節の郭清もしっかり行うことを基本としている．そのため直腸後腔は完全に開放されることが多い．また，神経温存術式では下腹神経以下を完全に温存することで骨盤神経ネットワークがいわゆる T-shape で温存されていることが理解されるであろう．

第2章　解剖学に基づいた腹腔鏡下神経温存広汎子宮全摘術

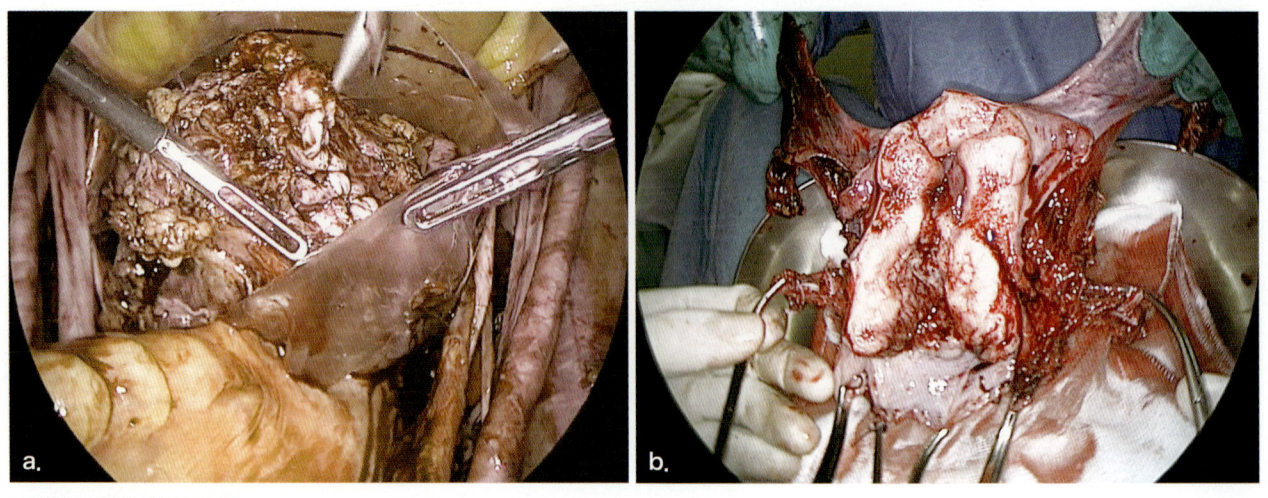

図38　摘出物の回収
a：がん細胞の散布を防ぐため回収バッグに入れ摘出物を回収する．＊：vaginal cuff closure．
b：摘出物．

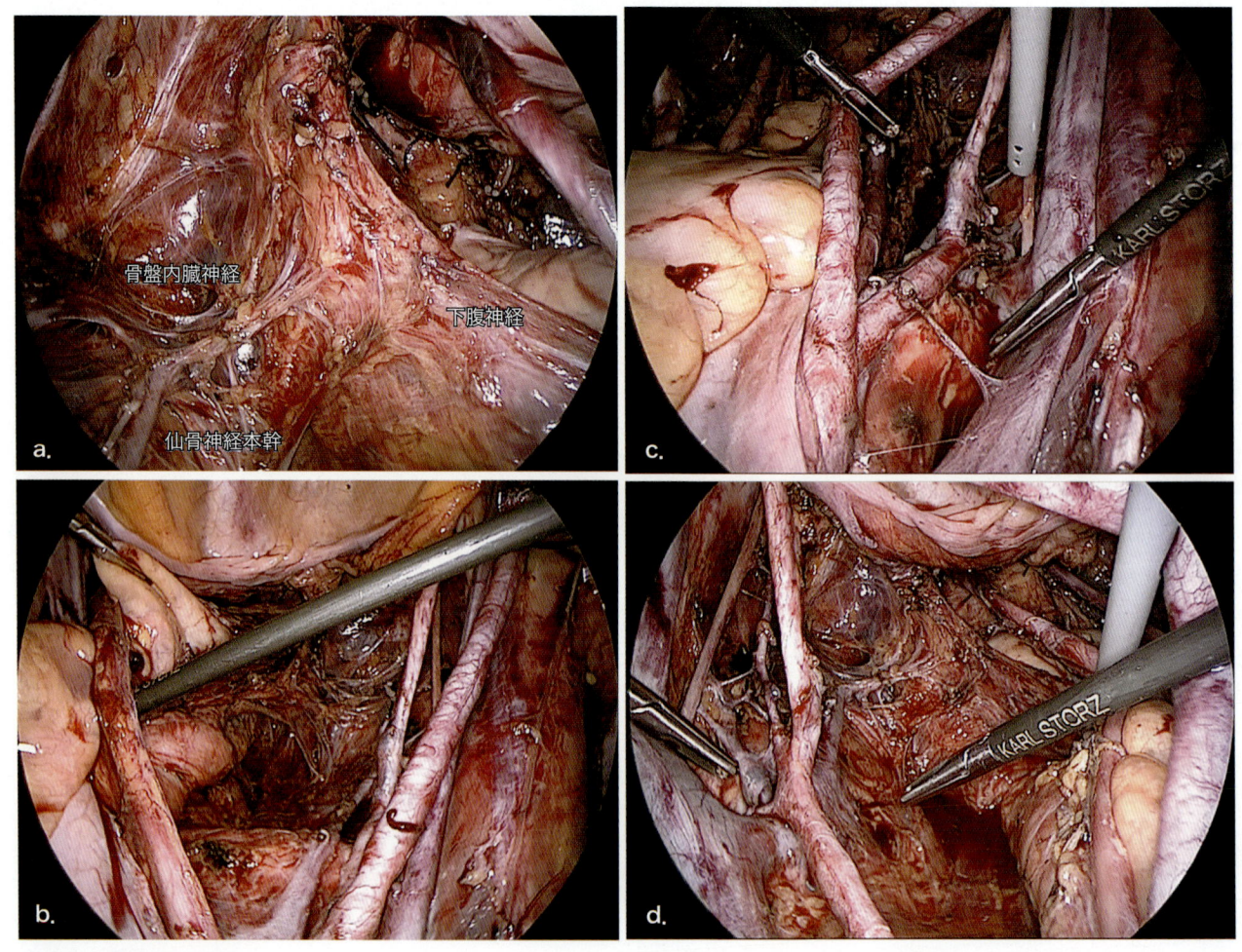

図39　手術終了時点
a：温存した骨盤神経叢．
b, c：右骨盤．
d：左骨盤．

Q 子宮腸間膜理論に基づいた術式の開発

　本文では神経温存広汎子宮全摘術について解説した．神経温存を行わないような症例に対してはCCRTが適応される場合が多いと思われるが，参考程度に筆者が考える神経非温存広汎全摘術における仙骨子宮靱帯の切除ラインについて記載する．多分にEBMに乏しい表記が認められ，教科書に載せるべき内容ではないと認識しているものの，子宮腸間膜理論や最近話題になっている仙骨子宮靱帯の解剖について参考になる点もあると考え，ここにあえて掲載することとした．

　（この術式は現在当院では施行していないものの，概念的な理論として参考にしていただければ幸いである）

1．概要

　2009年Hockelらは子宮頸癌はミュラー管由来の組織内を進展すると仮定し，total mesometrial resection（TMMR）という新たな子宮頸癌根治術式の概念を提唱，良好な治療成績を報告した．TMMRとはミュラー管由来である仙骨子宮靱帯，広間膜後葉を切除することを重要視した術式であり，基靱帯切除に重きを置く現在の子宮頸癌根治術とは異なる手術概念である．筆者らが胎生解剖学的見地から考える"子宮腸間膜理論"においても，TMMR同様に基靱帯の切除範囲に合わせた仙骨子宮靱帯切除，広間膜後葉切除が子宮頸癌根治術に重要であると考えられることから，子宮頸癌根治術において広間膜後葉ならびに仙骨子宮靱帯を広汎に切除する術式の確立を試みるに至った．

2．はじめに

　一般的に子宮頸癌は基靱帯に進展する傾向を示すとされ，進行期が進むにつれ基靱帯の切除範囲を拡大した準広汎子宮全摘術，広汎子宮全摘術，超広汎子宮全摘術が子宮頸癌根治術として選択される．今回子宮頸癌2B期に対し内腸骨血管ごと基靱帯を切除する腹腔鏡下超広汎子宮全摘術を施行したにもかかわらず術後14ヵ月の時点で直腸両脇に再発腫瘍を認めた症例を経験し，子宮頸癌に対する術式の再検討を行うこととした．

3．子宮頸癌根治術における広間膜後葉ならびに仙骨子宮靱帯広汎切除の意義

a．術式の検討を行う契機となった症例

　骨盤壁近くまでの基靱帯浸潤が疑われた子宮頸部腺扁平上皮癌（腫瘍径45×50mm）2B期に対し，根治術として腹腔鏡下超広汎子宮全摘術，両側付属器切除術，骨盤内リンパ節郭清術を施行（図40）．病理診断にて子宮頸部腺扁平上皮癌 pT2b N0 M0 脈管侵襲陽性（リンパ管侵襲，血管侵襲ともに陽性）であったため，術後補助化学療法としてTC療法（パクリタキセル175mg/m^2，カルボプラチン AUC 6min・mg/L）を6回施行し外来経過観察を行った．術後14ヵ月の時点のCT（図41a）にて直腸両脇に再発腫瘍（右17mm，左31mm）を認め，放射線治療（外照射30Gy，組織内照射18Gy）を施行し完全寛解（CR）．現在放射線治療後4年経過し，無病生存中である．

　我々はこの再発症例を経験するにあたり，直腸両脇に同時に再発腫瘍を認めた点より術式自体に何か問題がある可能性を考え，子宮頸癌に対する術式の再検討を行った．

b．TMMR（total mesometrial resection）における広間膜後葉ならびに仙骨子宮靱帯広汎切除の意義

　2009年Hockelらは子宮頸癌に対する新たな術式としてTMMR（total mesometrial resection）という手術概念を報告した[2]．彼らは子宮頸癌はミュラー管由来の組織内を進展すると主張し，子宮頸癌根治術においてはミュラー管由来である仙骨子宮靱帯，広間膜後葉の広汎な切除が重要であり，基靱帯はミュラー管由来である子宮側1/2のみの切除で問題ないと論じた．すなわちTMMRにおいては基靱帯骨盤側1/2，膀胱子宮靱帯後層はミュラー管由来ではないため切除せず，局所進行子宮頸癌に対しても子宮傍結合組織の切除範囲を準広汎子宮全摘術レベルに縮小している．また彼らは，通常の広汎子宮全摘術を施行し骨盤内再発をきたした21例の再発部位を検討した結果，主な再発部位が広間膜後葉ならびに仙骨子宮靱帯断端であると報告し，現行の子宮頸癌根治術において広間膜後葉，仙骨子宮靱帯の切除が不十分であると指摘した．

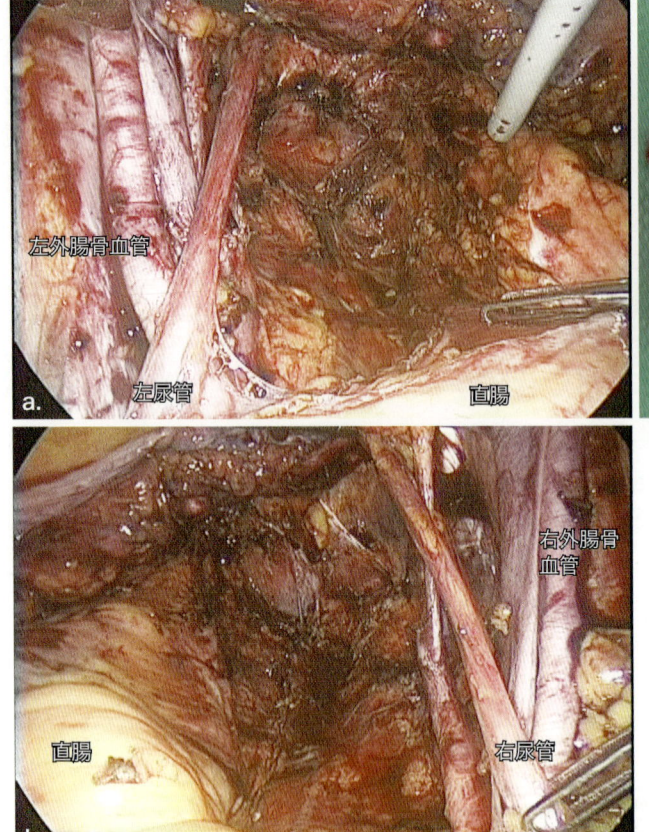

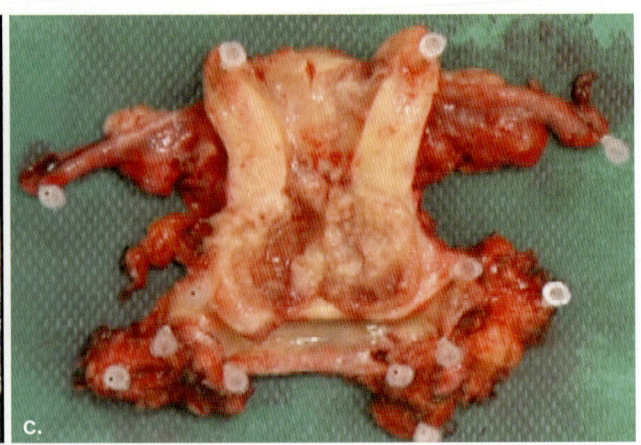

第 2 章　解剖学に基づいた腹腔鏡下神経温存広汎子宮全摘術

図 40　子宮頸癌 2B 期に対して腹腔鏡下超広汎子宮全摘術，両側付属器切除術，骨盤内リンパ節郭清術を施行．手術終了時の様子と摘出標本
a：左骨盤内．
b：右骨盤内．
c：摘出検体基靱帯が内腸骨血管ごと切除されている．

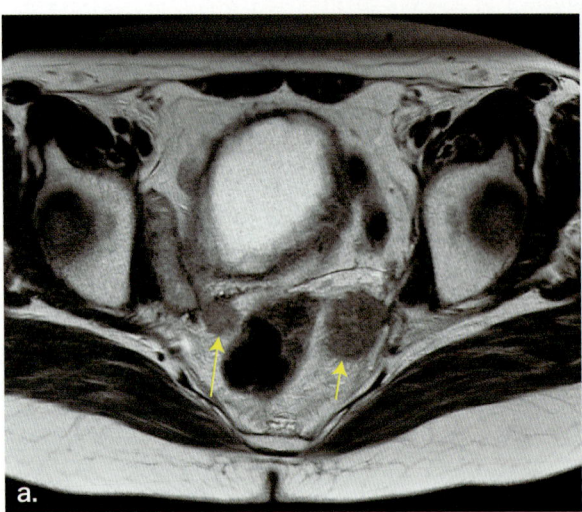

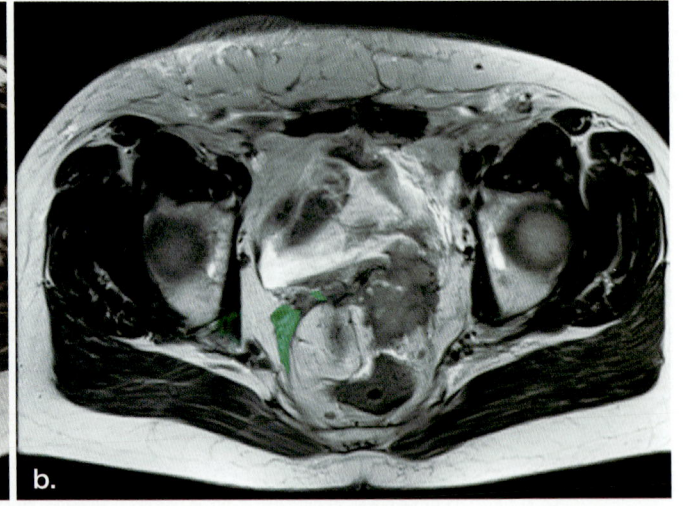

図 41　直腸周囲の再発形式
a：子宮頸癌 2 B 期に対し腹腔鏡下超広汎子宮全摘術，両側付属器切除術，骨盤内リンパ節郭清術を施行したにもかかわらず術後 14 ヵ月時点で再発を認めた症例の CT 画像．直腸両脇に再発腫瘍を認める（↑で示している）．
b：Hockel らがミュラー管由来である仙骨子宮靱帯の取り残しが再発の原因となったと論じた症例の CT 画像．
（緑で示した部位が残存した右仙骨子宮靱帯．文献 2 より引用）

c．"子宮腸間膜"理論からみた子宮頸癌根治術における広間膜後葉ならびに仙骨子宮靱帯広汎切除の意義

　癌に対する根治術式の基本は"局所病巣の完全切除＋癌の進展経路の完全切除"である．結腸癌を例にあげると局所病巣の完全切除としての結腸部分切除術，癌の進展経路の完全切除としての癌の大きさ，侵達度に合わせた腸間膜切除（D1，D2，D3 郭清）が施行される．特に癌の進展経路である腸間膜切除は腸間膜内の血管，リンパ管の切除範囲に合わせた腸間膜被膜の切除を行うことで en bloc に切除することを基本とする．我々は発生

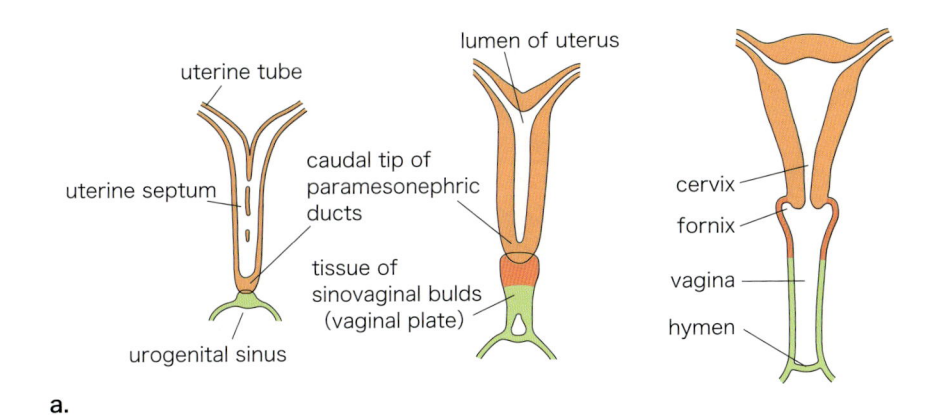

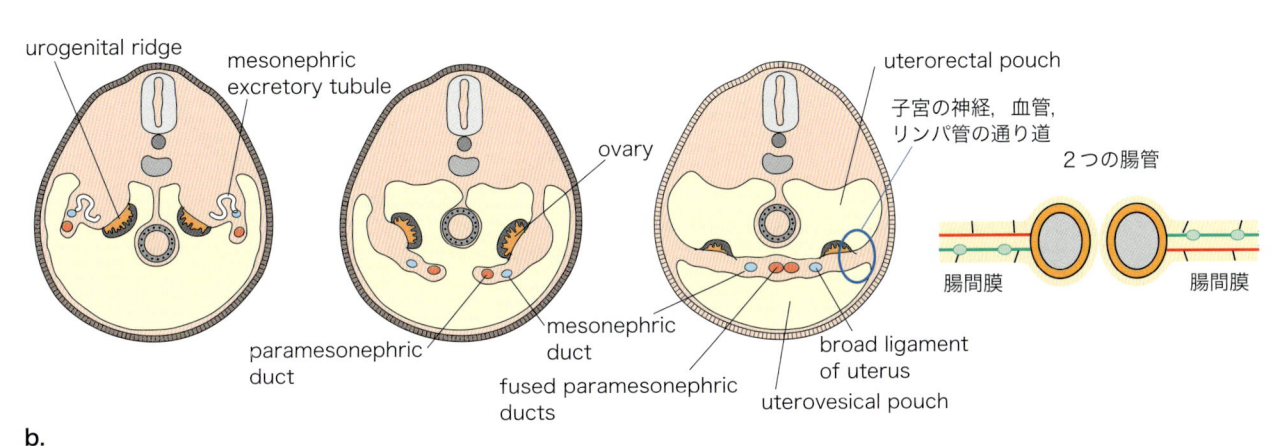

図42　発生学的にみた子宮の形成過程
a：子宮は左右のミュラー管が癒合することで形成される．（Langman's Medical Embryologyより引用）
b：左右のミュラー管の癒合によって形成される子宮の様子を別の角度から表したもの．
　神経，血管，リンパ管の通り道を左右に携えて子宮は形成されており，この構造は腸間膜を持った2つの腸管が癒合した構造と同様と考えられる．この部位をLangman's Medical Embryologyではurogenital mesentery (broad ligament of uterus) と表記している．（Langman's Medical Embryology より引用一部改変）

学的見地から子宮も消化器同様に"腸間膜"を持つと考える．

　図42a に示されるように，子宮は左右のミュラー管が癒合することで形成される．このミュラー管の癒合を別の角度から捉えたのが図42b である．図42b では，左右のミュラー管が中央で癒合し子宮が形成されるときに，神経，血管，リンパ管の通り道（図42b では broad ligament of uterus と表記されている）を携えて癒合することが示されている．この構造はまさしく神経，血管，リンパ管の通り道である腸間膜を携えた腸管と同様の構造であり，子宮は腸間膜を持った2つの腸管が合わさった構造であると考えられる．そして Langman's Medical Embryology にこの神経，血管の通り道を urogenital mesentery と表記してあるのも，このような理論的背景によるものと筆者らは推測し，この部位を"子宮腸間膜"と名付けることとした．

　ではこの"子宮腸間膜"は成人の解剖に置き換えた場合どの部位にあたるのであろうか？　図43 は骨盤内の胎生解剖と成人の骨盤解剖を対比させたものである．子宮腸間膜内の神経，血管，リンパ管は子宮を支配，栄養する神経，血管，リンパ管であり，基靭帯の神経，血管，リンパ管と考えられる．そして腸間膜被膜は子宮頸部の漿膜から連続する基靭帯を覆う膜と考えられ，広間膜前・後葉，仙骨子宮靭帯に相当すると考えられる．ただし，元来腸間膜は symmetric な構造であるが，子宮腸間膜の場合，膀胱側腔が直腸側腔に比し明らかに拡大したため，構造が asymmetric になったと考えられる．そのため広間膜前葉に比し広間膜後葉，仙骨子宮靭帯は基靭帯神経，血管，リンパ管と解剖学的に近距離になり子宮腸間膜被膜としての重要性が増したと筆者らは推測する．

　癌に対する根治術式の基本は"局所病巣の完全切除＋癌の進展経路の完全切除"である．そして上述したように，消化器癌の場合，癌の進展経路である腸間膜切除は，腸間膜の血管，神経の切除範囲に合わせた腸間膜被膜を切除し，*en bloc* 切除を行うことが重要である．子宮頸癌根治術に我々の考える"子宮腸間膜"理論を適用する

65

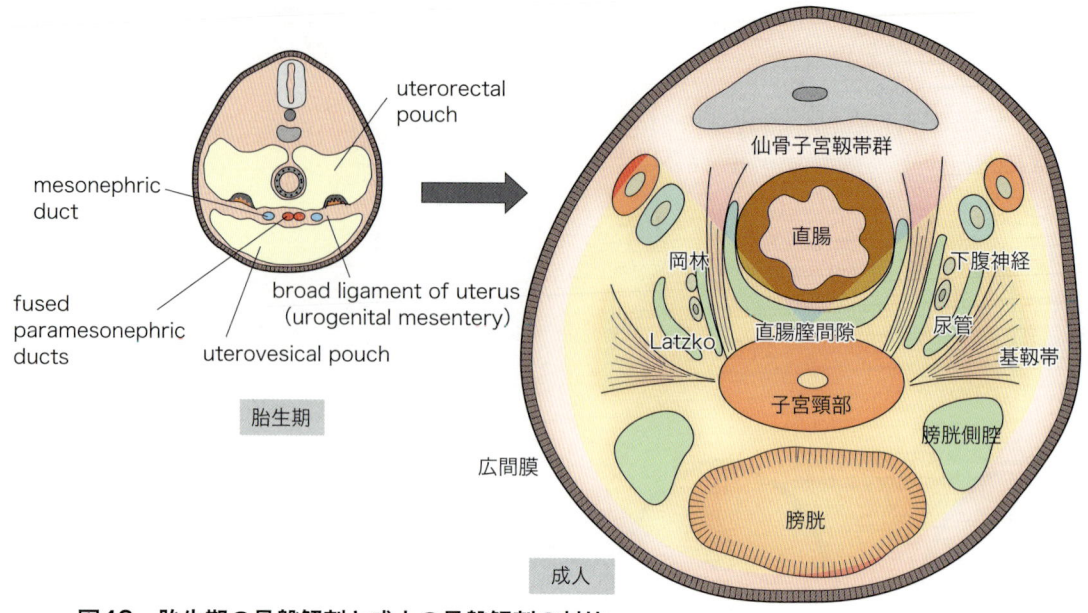

図43　胎生期の骨盤解剖と成人の骨盤解剖の対比
胎生期のurogenital mesentery（子宮腸間膜）に相当する構造物は基靱帯であると考えられることから，子宮頸部周囲の解剖と対比させた．
子宮腸間膜被膜に相当する構造物は広間膜，仙骨子宮靱帯と考えられる．

と，子宮傍結合組織切除（子宮腸間膜切除）は基靱帯血管，リンパ管（子宮腸間膜内の血管，リンパ管）の切除範囲に合わせた広間膜後葉，仙骨子宮靱帯（子宮腸間膜被膜）の切除を行うことで en bloc 切除が可能となると考える．図41a に子宮頸癌 2B 期に対して腹腔鏡下超広汎子宮全摘術を施行したのもかかわらず骨盤内再発をきたした症例を提示した．我々が提唱する"子宮腸間膜"理論に基づいた場合，この再発の原因は「子宮腸間膜の血管，リンパ管としての基靱帯切除は超広汎子宮全摘術を施行することで十分であったが，その切除範囲に合わせた子宮腸間膜被膜（広間膜後葉，仙骨子宮靱帯）の切除が不十分であったためにその断端に再発した」のではないかと推測できる．Hockel らの提唱する TMMR 理論においても，我々が提唱する子宮腸間膜理論においても広間膜後葉ならびに仙骨子宮靱帯広汎切除が子宮頸癌根治術に重要である点においては一致している．そして Hockel らが仙骨子宮靱帯の不十分な切除が再発を引き起こしたとする症例は我々が経験した再発部位と極めて類似していることがわかる（図41b）．

4．仙骨子宮靱帯広汎切除術に必要な解剖とその手技

a．仙骨子宮靱帯とは

　Ramanah らは，「いままで多くの検討が行われてきたが仙骨子宮靱帯はその名称のみならず，定義，構成要素，そしてその存在の有無さえもが結論に達していない」「手術時に仙骨子宮靱帯の境界を同定するのは難しく，摘出範囲は術者によってまちまちである」と論じ，仙骨子宮靱帯切除のあいまいさを指摘している[3]．Ercoli らや，Fritsch らは「仙骨子宮靱帯は骨に直接連続するものでない」ことを解剖学的検討より明らかにし，さらに Fritsch らは「仙骨子宮靱帯は仙骨周囲の組織に連続する」，Ercoli らは「仙骨子宮靱帯は内骨盤筋膜に連続する」，Braisdell らは「仙骨子宮靱帯は肛門挙筋，尾骨筋，内閉鎖筋などを覆う筋膜に連続する」と論じており，彼らの報告から仙骨子宮靱帯は内骨盤筋膜に連続すると考えることができる[4〜6]．Buller らは「仙骨子宮靱帯の起始部は S1-4 の仙骨付近」とし，さらに「仙骨子宮靱帯の形状は扇型であり，起始部である仙骨付近では 5.2 ± 0.9 cm の幅を持ち，子宮頸部に近づくにつれ，2.7 ± 1.0 cm，2.0 ± 0.5 cm と幅が狭くなる」と論じた[7]．Siddique らは「仙骨子宮靱帯は全長 8.7 cm である」と報告し，Vu らも「12 体の未固定遺体と 5 体の固定遺体の検討から仙骨子宮靱帯の全長は 12〜14 cm である」と結論付けた[8,9]．これらの報告をまとめると「仙骨子宮靱帯は S1-4 付近の内骨盤筋膜を起始部とし，仙骨自体に連続するものではない．その形状は起始部（仙骨側）から終末部（子宮側）にいくにつれて細くなる扇型であり，幅は 2〜5 cm，長さは 10 cm 程度の構造物である」となる

と考えられる．このように仙骨子宮靱帯は我々が通常広汎子宮全摘術時に摘出する組織よりはるかに大きいことがわかる．この理由として Campbell ら[10]の報告は非常に興味深い．

彼らは仙骨子宮靱帯を子宮頸部付着部，中間部，仙骨部と 3 部位に分け，子宮頸部付着部を「平滑筋に富んだ束状組織であり，多くの血管，神経を含む」，中間部を「大部分が結合組織であり，ごくわずかの平滑筋，血管，神経を含む」，

仙骨部を「ほとんどが疎性結合組織であり，脂肪，血管，神経，リンパ管などを含む」と定義している．我々が広汎子宮全摘術時に仙骨子宮靱帯として摘出している組織は，しっかりとした束状の線維性組織であり，Campbell らが定義する子宮頸部付着部と考えられる．つまり，仙骨子宮靱帯の子宮側 1/3 のみしか切除していない可能性があり，そのため広汎子宮全摘術時に摘出される仙骨子宮靱帯の大きさが論文で報告される大きさとまったく異なるのではないかと推測する．このように考えると，仙骨子宮靱帯中間部，仙骨部にあたる約 2/3 の取り残しが，Hockel らが指摘する広汎子宮全摘術後の骨盤内再発の原因となっている可能性があり，仙骨子宮靱帯広汎切除術の確立を試みるに至った．

b. 仙骨子宮靱帯広汎切除の切除ライン

第 1 章ですでに記載したが仙骨子宮靱帯は EPF（endopelvic fascia）と連続する構造物である．そのため EPF の連続性に注目し"しゃぶしゃぶ鍋理論"を構築した．すでに上述したように Ercoli ら，Braisdell らによっても仙骨子宮靱帯が内骨盤筋膜に連続することが報告されており，その知見には矛盾はないと考えられる．

さて，EPF に連続する仙骨子宮靱帯を完全に切除するためにはどのような切除ラインを取るべきであろうか？

Buller らが論じたように仙骨子宮靱帯の起始部は S1-4 あたりで EPF に連続する構造物である」とした場合，仙骨子宮靱帯の外側反転部は梨状筋筋膜や尾骨筋筋膜に連続するのであろう．この部位は仙骨節〜内腸骨リンパ節として切除されている部位である．ところが仙骨子宮靱帯の内側反転部はまったく切除対象となっていない．そこで内側反転部にあたる壁側骨盤筋膜[11]を直腸後腔を展開することで分離し，切除対象にすることとした．また，基靱帯を神経非温存のラインで切除することから仙骨子宮靱帯も神経非温存のラインで切除することが必要と考えられ，仙骨子宮靱帯は骨盤壁で切除し，壁側骨盤筋膜，下腹神経前筋膜を含める必要があると考えられた．

c. 腹腔鏡下広汎子宮全摘術＋広間膜後葉ならびに仙骨子宮靱帯広汎切除術

以上のような背景から子宮頸癌根治術として従来の広汎子宮全摘術に加え広汎に広間膜後葉ならびに仙骨子宮靱帯切除を行う術式が必要であると判断し，それに必要な膜解剖の理論を我々は構築した．そのうえで，この術式を施行するにあたり，下腹神経前筋膜，壁側骨盤筋膜などの膜構造の認識が容易で，骨盤深部の操作（仙骨前面から壁側骨盤筋膜の剥離など）に長けた腹腔鏡手術を選択することとした．

広汎子宮全摘術の後方操作とされる仙骨子宮靱帯の切除方法は従来法と大きく異なるものの，それ以外は従来法と同様であるため，ここでは広汎子宮全摘術の後方操作を中心に述べる[12]．

仙骨子宮靱帯の起始部は S1-4 であることから広間膜後葉も岬角より切除する．岬角前面で腹膜を切開し直腸側面，ダグラス窩腹膜の切開ラインと連続させる．

続いて直腸固有筋膜と下腹神経前筋膜を分離する．骨盤内リンパ節郭清術を内腸骨節を含め徹底的に施行すると，内腸骨血管鞘はリンパ節ごと切除され，両側の Lazko 直腸側腔は広く展開され，仙骨子宮靱帯を切除する段階では直腸後腔は梨状筋筋膜の延長である壁側骨盤筋膜が仙骨から剥離される形で展開されることとなる．そのため下腹神経前筋膜を直腸固有筋膜から剥離した時点で，下腹神経前筋膜と壁側骨盤筋膜は合わさるかたちで直腸，仙骨と分離される（図 44）．

この膜構造こそが仙骨子宮靱帯の中間部〜仙骨部であり，この膜を左右中央で切開し，左右の仙骨子宮靱帯の中間部〜仙骨部として切除し，仙骨子宮靱帯子宮付着部と連続させる．以上の操作で仙骨子宮靱帯は完全に骨盤壁から切除され，その切除に合わせた広汎な広間膜後葉の切除が可能となる．あとは骨盤底で傍腟結合組織，腟管を切除することで，この術式は完成する．図 45 は摘出標本であるが仙骨子宮靱帯は広汎に切除され，その形態は長さ約 10 cm の扇状構造物であり，論文の記述とも一致する．図 46 は子宮摘出後であるが壁側骨盤

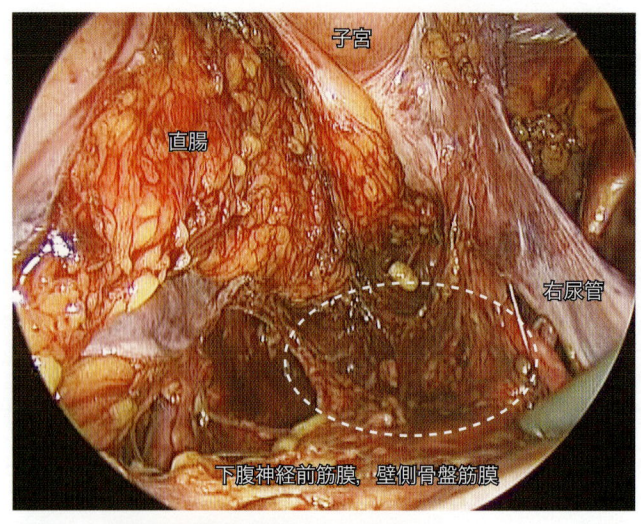

第2章　解剖学に基づいた腹腔鏡下神経温存広汎子宮全摘術

図44　仙骨子宮靱帯中間部～仙骨部
下腹神経前筋膜と壁側骨盤筋膜は合わさる形で直腸，仙骨から分離される．この膜構造が仙骨子宮靱帯中間部～仙骨部と考えられ，仙骨に近づくにつれ幅が広くなる扇型の形状であることがわかる．

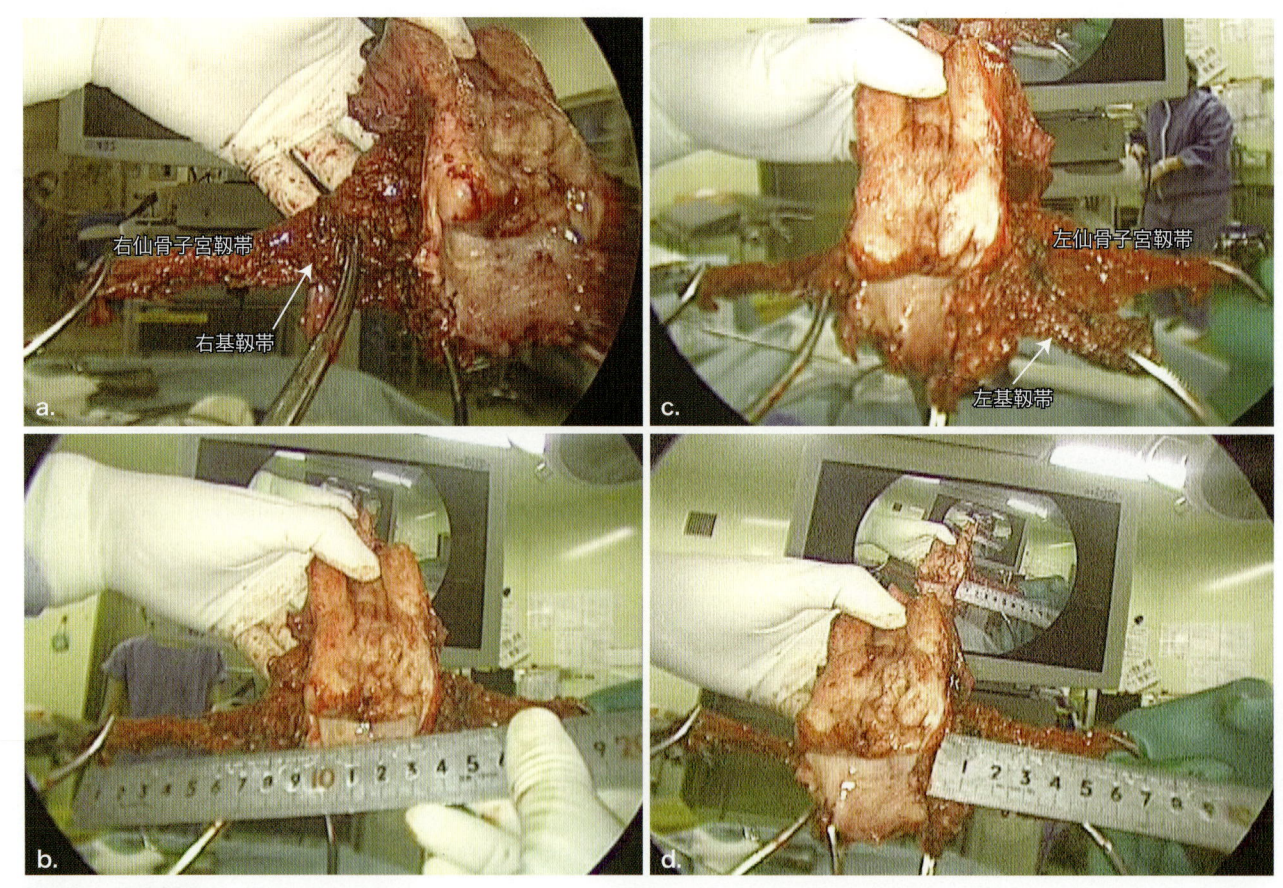

図45　摘出標本
a, b：右傍子宮組織，c, d：左傍子宮組織．
左右とも仙骨子宮靱帯は10cm程度の長さを持つ扇状構造物である（写真では子宮から離れるにつれ細くなるようにみえるが，仙骨子宮靱帯仙骨部は薄い膜構造であり，その膜を広げると実際には子宮から離れるにつれ幅が広くなる扇型構造である）．

　筋膜が広く切除されているため仙骨骨膜，仙骨神経本幹（S2-4）が露出している．通常の広汎子宮全摘術後と異なり，直腸両脇～仙骨にかけ結合組織の残存（仙骨子宮靱帯中間部～仙骨部）を認めない．

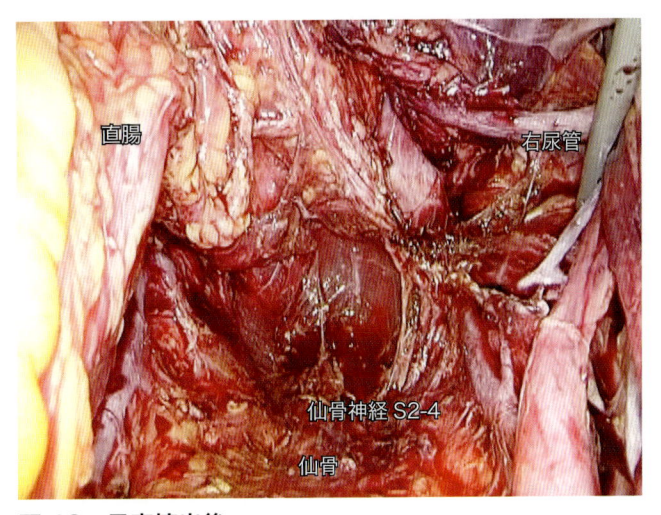

図46 子宮摘出後
下腹神経前筋膜，壁側骨盤筋膜が切除され，仙骨，仙骨神経が露出されている．

いかがであろうか？ EBMの観点からは想像の域を超えない部分を多く認めるが，概念的には参考になる部分もあると考え，補足として記載することとした．

あくまで参考程度に目を通していただければ幸いである．

まとめ

以上，腹腔鏡下広汎子宮全摘術の手順を述べた．解剖学的膜構造に注目することで触覚の欠如する腹腔鏡下手術においても的確な surgical space を展開することが可能となり，安全，確実な手術を行うことが可能になる．我々の術式の key word は脱膜化である．

文献

1) Braithwaite JL: The arterial supply of the male urinary bladder. Br J Urol **24**: 64-71, 1952
2) Höckel M et al: Resection of the embryologically defined uterovaginal (Müllerian) compartment and pelvic control in patients with cervical cancer: a prospective analysis. Lancet Oncol **10**: 683-692, 2009
3) Ramanah R et al: Anatomy and histology of apical support: a literature review concerning cardinal and uterosacral ligaments. Int Urogynecol J **23**: 1483-1494, 2012
4) Fritsch H, Hötzinger H: Tomographical anatomy of the pelvis, visceral pelvic connective tissue, and its compartments. Clin Anat **8**: 17-24, 1995
5) Ercoli A et al: Terminologia Anatomica versus unofficial descriptions and nomenclature of the fasciae and ligaments of the female pelvis: a dissection-based comparative study. Am J Obstet Gynecol **193**: 1565-1573, 2005
6) Blaisdell FE: The anatomy of the sacrouterine ligaments. Anat Rec **12**: 22, 1917
7) Buller JL et al: Uterosacral ligament: description of anatomic relationships to optimize surgical safety. Obstet Gynecol **97**: 873-879, 2001
8) Siddique SA et al: Relationship of the uterosacral ligament to the sacral plexus and to the pudendal nerve. Int Urogynecol J Pelvic Floor Dysfunct **17**: 642-645, 2006
9) Vu D et al: Surgical anatomy of the uterosacral ligament. Int Urogynecol J **21**: 1123-1128, 2010
10) Campbell RM: The anatomy and histology of the sacrouterine ligaments. Am J Obstet Gynecol **59**: 1-12, 1950
11) Kinugasa Y et al: Histological identification of fascial structures posterolateral to the rectum. Br J Surg **94**: 620-626, 2007
12) 金尾祐之：立体的骨盤解剖の理解に基づいた腹腔鏡下広汎子宮全摘術．産婦人科の実際 **62**: 25-31, 2013

3 FAQ コーナー：
骨盤臓器手術に関する疑問に外科解剖学的視点からお答えします

本章では学会などでよく質問される項目について解説を行います．学会などでの質疑応答を聞いているような雰囲気を出すために，本章は口語体で書いてみます．

Q1：トロッカーはどの位置（配置）に立てているのですか？　また，筋腫などに対して腹腔鏡下子宮全摘術（TLH）を行う場合，大きさなどでトロッカーの位置を変えていますか？

A：腹腔鏡下手術の場合，鉗子はトロッカーを支点としたてこの動きをするため，トロッカー配置は非常に重要です．大きく分けてパラレル法とダイヤモンド法の2種類があることはご存知のことと思いますが，私たちはダイヤモンド法の下腹部正中のトロッカーを左右側腹部のトロッカーの高さに合わせた modified diamond style ですべての手術を行っています（図1）．恥骨上部にトロッカーが配置されるダイヤモンド法では鉗子をミラーイメージで動かさなければならない場面が多く，ややこしい手術には適さないように私たちは考えます．しかし，海外の先生方のなかには恥骨上部に挿入した鉗子を逆手で持つことでミラーイメージを回避して，複雑な手術を難なく行う先生もいますので，結局は術者の慣れ，好みなのではないでしょうか？　私たちが行う modified diamond style のコツについて少しお話しします．

下腹部正中のトロッカーは恥骨と臍の真ん中よりやや臍側に配置します．あまり臍に寄り過ぎてトロッカーを配置すると，特に骨盤のやや深い操作のときにカメラと鉗子の干渉が起こり操作が困難となります．また，あまり恥骨側に配置するとカメラに向かって操作する（ミラーイメージ）場面が多くなるためこれも避けたほうがよいように思います．

側腹部のトロッカーは正中のトロッカーよりやや足側に配置します．その理由ですが，術者の右手が正中トロッカー，左手が左側腹部のトロッカーを用いるため，左側腹部のトロッカーが正中トロッカーより高い位置に配置されると，術者の左脇が閉まる体勢となり，鉗子の自由度が落ちてしまうからです．

また，正中からどの程度離して側腹部のトロッカーを配置すべきかについてですが，あまり外側に配置してしまうと，逆に鉗子の自由度が落ちてしまいます．鉗子間距離を稼いだほうが手術がやりやすくなるといったイメージのもと，側腹部のトロッカーを脇腹付近に配置する場面を見たことがありますが，これはお勧めしません．鉗子が直交するような配置では左右の鉗子の協調運動が難しくなってしまいます．慣れもあると思いますが，私たちは下腹壁動静脈よりわずかに外側（できるだけ術者の左右の鉗子が骨盤に向かって平行になるような位置）に配置するようにしています（下腹壁動静脈をトロッカーで損傷した場合，エネルギーデバイスでは止血困難な出血を認めるため注意が必要です．下腹壁動静脈は光透過試験で必ず同定できますし，正中から6〜

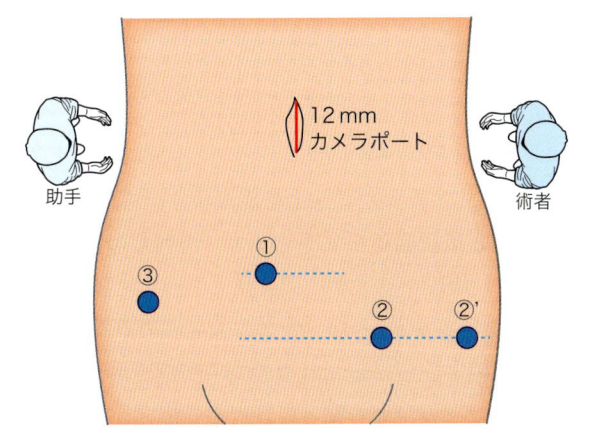

図1　modified diamond style
①：正中ポート（術者の右手鉗子）：臍と恥骨を結ぶ線上で中間点よりやや臍側に配置する．
②：左側腹部ポート（術者の左手）：下腹壁血管のわずかに外側に挿入．正中ポート（①）よりわずかに尾側に配置することが重要となる．
②'：鉗子間距離を稼ごうとするあまり側方に配置しすぎるとかえって鉗子の自由度が落ち手術はやりにくくなる．
③：助手の右手：②の対称の位置よりやや外側，頭側に配置すると助手の負担は減る（助手の左手はカメラを持っているため）．

7 cm の場所に位置しており，正中から 10 cm 離してトロッカーを配置すると損傷することはまずないと考えられますので，まず損傷回避は可能です）（図1）．

また，このトロッカー配置は症例によって変更することはほとんどありません．子宮筋腫が大きく，子宮底が臍部を越えるような症例であっても，基本この配置で手術を行うこととしています．トロッカー配置の変化による鉗子の位置覚のずれを嫌うからですが，あまり意味がないこだわりかもしれません．

Q2：どんなエネルギーデバイスを使っていますか？ また，どのような使い分けをしていますか？

A：これも結局は術者の慣れ，くせに合わせて自分の術式に合ったものを使うのが一番だと思います．それぞれのエネルギーデバイスの特徴に関しては成書を参照していただけるとよいと思いますが，私たちが考えるエネルギーデバイスの使い分けについて述べてみます．

開腹手術同様に手術の大半の操作はモノポーラーで行います．モノポーラーの使い方で意識している点は 2 点です．

①ほとんどの操作は pure cut で行います．イメージとしては，Cold（はさみ剪刀）で切っているけど細かい血管なら止血できるおまけ付き，といった感じでしょうか．腹腔鏡操作は拡大視野のなかで行われるため，尿管など隣接臓器ぎりぎりで操作することが可能です．そのため，熱損傷も開腹手術より起こりやすいとされています．熱損傷を防ぐ意味でも pure cut で一気に組織を切ることは重要と考えています．設定は pure cut 35 W です．

②私たちはモノポーラー先端が hook 型のタイプを用いますが，その理由は組織を持ち上げながら凝固切開できるからです．逆に組織に対して押し付けながらモノポーラーを用いる操作はまず行いません．熱の広がりが広いとされるモノポーラーでの熱損傷を防ぐためです．私たちが愛用するモノポーラー付き吸引管は吸引しながら剝離を行い，露出された血管を引っかけながら凝固切断できるため，これらの操作をデバイスの入れ替えなしにスムーズに行うことが可能です．

このように手術のほとんどの操作はモノポーラー付きの吸引管で行うことができます．ただし，太い血管はモノポーラーでは凝固，切断できませんので，ほかのエネルギーデバイスが必要です．基本はアドバンスバイポーラーであるバイクランプを使用しますが，切開機能がついていないため，焼灼したところを正確に切開しなければ出血を起こしたり，また焼灼したところが十分に切れていないと次の剝離操作の邪魔になるシール部分を残すことになってしまいます．そこで神経周囲など熱損傷を避けたい場面では，熱の広がりが少なく，焼灼した部分を正確に（切り残しなく）切開できる超音波凝固切開装置（ソニシジョン®など）を好んで用います．一方，血管を剝離露出できないような状況で組織を一括切除したい場合などは止血力が高いリガシュア®などを用います．

Q3：腹腔鏡下単純子宮全摘術の施行時，前方アプローチにて子宮動脈，尿管をうまく同定できません．どうしたらいいですか？

A：この質問がおそらく最も多く受けるものです．

これこそ膜解剖の理解が真価を発揮します．尿管は発生学的に腹膜下筋膜に包まれることは解説しました．覚えていますか？ つまり腹膜下筋膜をたどることで尿管を同定することが理論上可能なわけです．

実際の手術手技で解説します．まず，膀胱子宮窩腹膜を切開し後腹膜腔を展開します．円靱帯の少し下（尾側）で広間膜後葉より腹膜下筋膜を分離します（図2a）．そして，腹膜下筋膜と広間膜後葉の間を尾側に剝離を進めていくと解剖学的には岡林の直腸側腔が展開されることとなります（図2b）．そのまま岡林の直腸側腔を展開するように腹膜下筋膜と広間膜後葉を分離すると，尿管は腹膜下筋膜に包まれるかたちで同定されます（図2c）．子宮動脈は本来基靱帯血管鞘に包まれますが，この段階では基靱帯血管鞘と尿管板の分離を行っていない

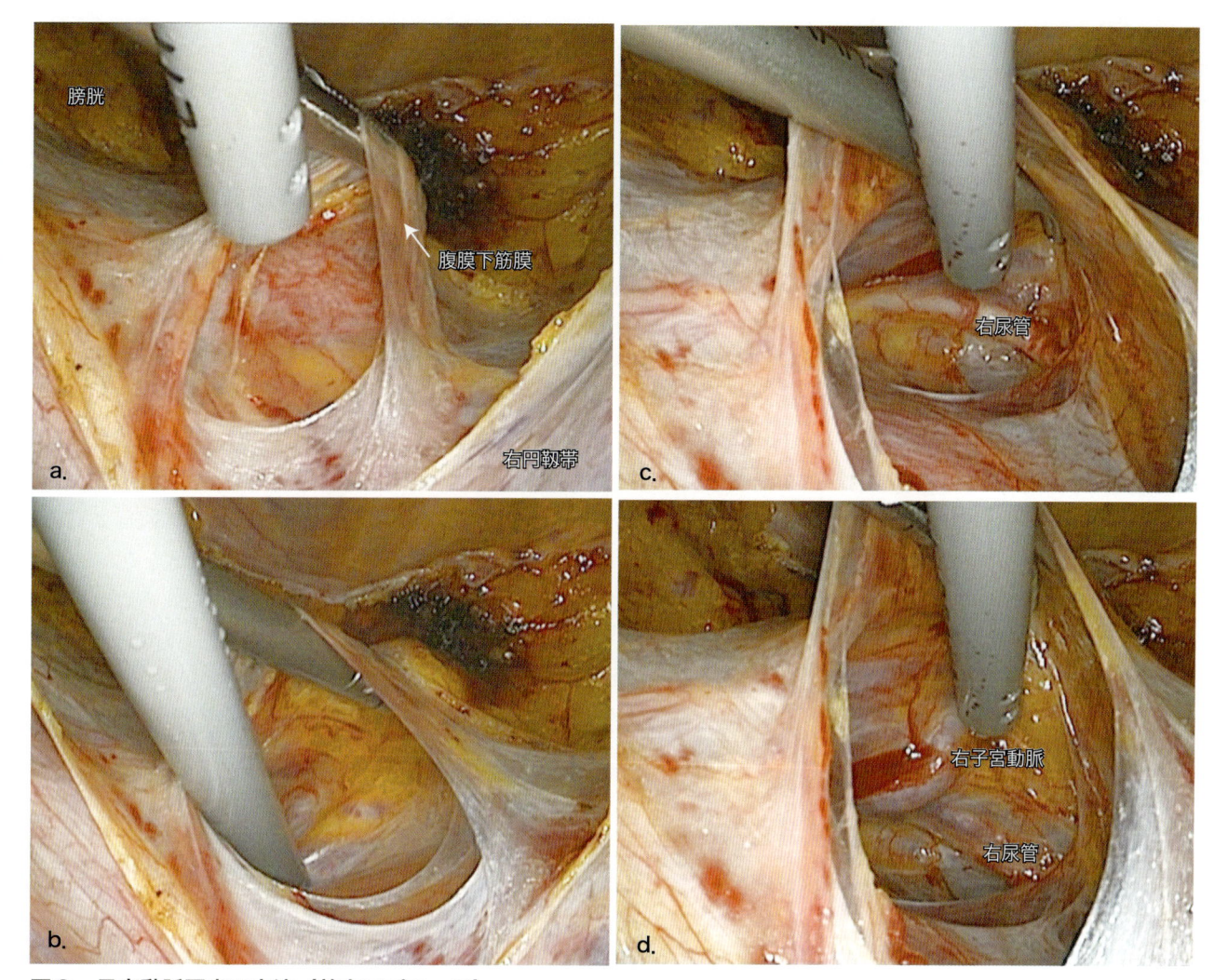

図2 子宮動脈同定の方法（前方アプローチ）
a：右膀胱子宮窩腹膜を切開し，広間膜後葉から腹膜下筋膜を分離したところ．
b：広間膜後葉と腹膜下筋膜との間のスペース（岡林の直腸側腔）を尾側方向に展開する．
c：腹膜下筋膜と広間膜後葉の間を展開すると必ず腹膜下筋膜に包まれるかたちで右尿管が同定される．
d：右子宮動脈も尿管と同じように腹膜下筋膜に包まれて同定される．

（Lazkoの直腸側腔を展開していない）ので，子宮動脈も腹膜下筋膜に包まれるかたちで分離されます（この状態からも腹膜下筋膜（尿管板）は基靱帯血管鞘と癒合筋膜を形成することがわかります）（図2d）．このように膜の意識を持てば必ず尿管の同定は可能となります．ところが症例によっては腹膜下筋膜（下腹神経前筋膜）が広間膜後葉に癒着しているために途中で腹膜下筋膜を破ってしまい，Lazkoの直腸側腔に進入してしまう場合があります．結局尿管の背側に入るか（その場合は尿管が先に同定されます），腹側に入るか（その場合はLazkoの直腸側腔が展開されたあとに尿管が同定されますので，結果として子宮動脈が先に同定されます）だけの違いですので，大きな問題ではありません．もう気付かれたと思いますが，展開される腔は直腸側腔でなければならないということです．

　前方アプローチを行う場合，子宮頸部は前傾，子宮体部は後屈になっており，臍部からのカメラの視野では通常以上に膀胱側腔は広く認識されます．そのため普通に（腹膜下筋膜や直腸側腔を意識せずに）展開を行いますと，まず膀胱側腔を展開することとなります．そのときに術者は膀胱側腔を展開している意識がありませんので，まず尿管を同定することはできません．というのも膀胱側腔を展開した場合，尿管，子宮動脈は臍からのカメラの視野の接線方向に存在し，死角に隠れるかたちになるためです．

Q4：基靱帯をうまく切り下げることができません．どうしたらいいですか？

A：挟鉗することができない腹腔鏡下手術においては基靱帯を縫合する糸の深さ，血管の処理の方法を意識しなければうまく基靱帯を切り下げることはできません．解剖学的には基靱帯血管は子宮と連続する場所（基靱帯血管が子宮に流入または子宮から流出する部位）以外は endopelvic fascia の上を走行しています．つまり，endopelvic fascia の上で基靱帯血管は滑り落ちる構造をしているということなのです．ですから基靱帯血管を結紮し集束させたのち，endopelvic fascia まで切開すれば，基靱帯血管は endopelvic fascia 上を尾側方向に滑り落ち，ほとんど出血させることなく短時間で基靱帯処理を終了させることができます．コツは基靱帯を結紮，集束させる縫合糸の深さにあります．

基靱帯の縫合糸は endopelvic fascia と基靱帯血管との間（endopelvic fascia の直上）に挿入しなければなりません．しっかり基靱帯血管を拾って縫合結紮しようとするがあまり，縫合糸が endopelvic fascia にかかってしまい，本来 endopelvic fascia の上で滑り落ちなければならない基靱帯断端が縫合糸によって endopelvic fascia に固定されてしまうこと，経験ありませんか？ そのため，なかなか基靱帯断端を切り下げることができなくなり，「基靱帯を切り下げる」意識が強過ぎて基靱帯の根元を切ってしまう→糸が切れて出血し始める→出血点が基靱帯根元なのでなかなか同定できず，過剰に凝固してしまう→尿管の熱損傷を起こす…．こんな悪い循環にはまってしまうのです．「基靱帯は endopelvic fascia の上を自然に滑り落ちる」この大前提をしっかりイメージすることが大切です．そうすると基靱帯を結紮する糸の深さは自然と浅目になりますし，基靱帯血管と子宮との連続性を断つように血管に垂直に，そして子宮寄りで切ることができるようになります．

Q5：腟管の切開がうまくいきません．すごく時間がかかったり，出血したりします．どうしたらうまくできますか？

A：腟管切開は子宮摘出直前の操作で，「あとは腟を切るだけで終了！」と思っている方も多いと思います．「腟を切るだけ」ですが意外とこれが難しいのです．私たちの施設では腟管切開時マニピュレーターを抜き，vagipipe（腟パイプ）に入れ替えを行うため，子宮が骨盤内に落ち込んでしまい，術野確保が難しい場合があります．子宮マニピュレーターを挿入したまま腟を切ることができる器具（Koh cup など）を用いている施設はそれほど大変ではないと思いますが，私たちの施設と同じような手技を行っている施設の先生方で困られている先生へ私たちのコツを解説します．

まず，私たちは後壁から切開するよう心がけています．切開する腟壁の少しだけ子宮体部寄りに術者の左手鉗子を当て，子宮を腹壁方向に持ち上げるように（子宮頸部をさばおりするように）すると，腟切開部位が明瞭となります．この状態で腟パイプを頭側に持ち上げますと，切開する腟壁と直腸が離れます．そして，時計盤の8時から4時ぐらいまで（両側仙骨子宮靱帯間）切開します．続いて，前壁を切開しますが，前壁は子宮が自然と後ろ側に倒れるため切開は後壁に比較してやりやすいです．まず，前後腟壁を切開したのちに，前，後腟壁切開部をつなげるように側壁を切開するのがよいと思います．ですが，基靱帯切開時に endopelvic fascia が十分露出していないと基靱帯に切り込んでしまうことがあります．特に基靱帯内側に切り込んだ場合，エネルギーデバイスでは止血困難な出血を認め，また過剰に焼灼すると尿管を内側から損傷してしまうことになります．ですから，前後腟壁を切開した時点で，基靱帯が側方の切開ラインからまた切り下げられていない場合は，側壁切開前に基靱帯を下ろしてから切開することをお勧めします．

Q6：子宮内膜症による癒着でダグラス窩が閉鎖しているとき，どのようにしたら直腸を安全に剝離できますか？

A：おそらく良性の婦人科腹腔鏡下手術のなかで最も難易度の高い手技にあたると思われます．直腸損傷すれば大変だし，直腸損傷を恐れて子宮側で剝離しようとすると，子宮筋層に入り込んでしまい出血が多くなったり，手術時間が延長したり…．そして何より直腸表面に内膜症性の硬結を残したままにした場合，症状の再燃の原因になりかねません．どうやったらスマートに癒着剝離ができるのでしょうか？

「それでは手技の解説です」と言いたいところですが，まずは内膜症の広がり方には原則があるのでその原則を学んでみましょう．

発生学的に，直腸腟中隔はダグラス窩腹膜が会陰体に引き込まれることで形成されたという説があります（それ以外の説もあるのでこの説が確定的というわけではありません）．その説を支持するとすれば，直腸腟中隔は腹膜同士が癒合することでつくられた癒合筋膜であり，endopelvic fascia と連続することで子宮を endopelvic fascia につなぎ止めるアンカーとしての構造物のひとつとなっていることとなります（図3）．

アンカーといわれますとかなりしっかりとした組織をイメージしますが，男性の場合は直腸前立腺中隔として認識される構造物であるものの，女性の直腸腟中隔は通常は認識困難で，本当にこの構造物が子宮を endopelvic fascia に実際につなぎ止める働きをしているか甚だ疑問を感じてしまいます（あくまで理論的解剖学では，の話ですが）．ところが，子宮内膜症となると直腸腟中隔は突然スポットライトを浴びることとなります．なぜなら，同部位に深部子宮内膜症は発生しやすく，その場合は直腸と腟との間に硬結を形成し，非常に強い排便痛，性交時痛などの原因となるためです．勘のよい先生は気が付かれたことと思いますが，直腸腟中隔は発生学的に癒合腹膜だとお話ししました．もともと腹膜病変である子宮内膜症は発生学的に腹膜由来である直腸腟中隔に発生し，その周囲に癒着を発生してもなんら不思議なことではないわけです．

さて，深部子宮内膜症において直腸と子宮後頸部（腟後壁）との間の癒着を剝離する正しいラインを読み取りにくい理由はなぜでしょうか？　深部子宮内膜症は仙骨子宮靱帯を中心に広がる傾向があり，深部子宮内膜症の浸潤のため仙骨子宮靱帯は短縮，肥厚します．内膜症病変は当然ダグラス窩腹膜にも進展しますので，直腸と子宮頸部の癒着部位は腹膜は肥厚するし，隣接する仙骨子宮靱帯も肥厚するし，と全体が内膜症性変化を起こすため，直腸と子宮頸部の剝離ラインを読み取ることができなくなるのです．

じゃあどうしたらいいの？という声が聞こえてきそうですね．ここらから実際の手技の解説です．

しゃぶしゃぶ鍋理論を思い出してください．

しゃぶしゃぶ鍋理論では，しゃぶしゃぶ鍋の中心に位置する煙突構造は子宮と仙骨子宮靱帯群であり，その窪みのなかに直腸が配置されていましたよね．思い出しましたか？　つまり，直腸と仙骨子宮靱帯群の間には連続性はなく，また何らかの構造物も存在していないのです．この部位は avascular space（いわゆる蜘蛛の巣状のスペース）であり，局所解剖学では直腸後腔に通じるスペースとなります．このスペースを展開する解剖学的ランドマークは解剖学の章を読まれた先生方には簡単に理解できると思いますが，そう，直腸固有筋膜と下腹神

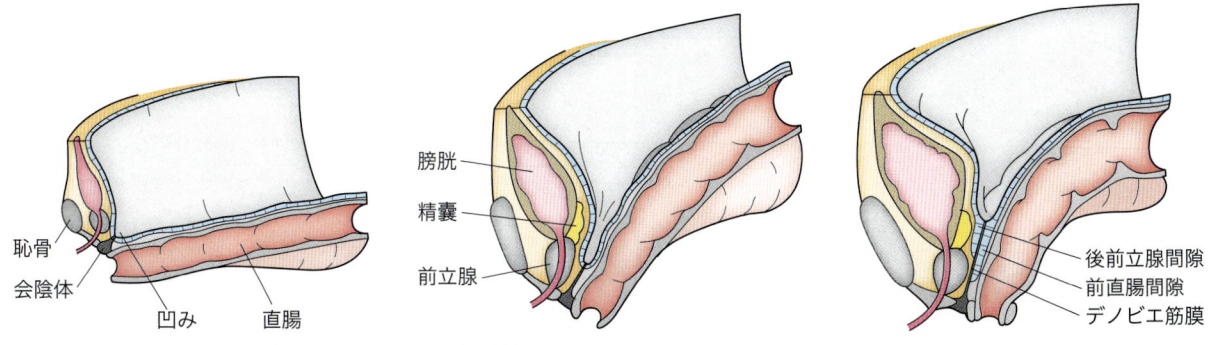

図3　デノビエ筋膜（直腸腟中隔）の発生（男性）
発生学的に直腸腟中隔は癒合腹膜であるという説がある．この説を信じるとすれば，腹膜病変である子宮内膜症が直腸腟中隔に選択的に発生することが理解しやすい．
（イラストレイテッド外科手術―膜の解剖からみた術式のポイント，第3版，医学書院より）

経前筋膜になります（もうこのことに関しては詳しい説明は要らないでしょう）．そして，直腸と仙骨子宮靱帯群とを分離するこのスペースには深部子宮内膜症が進展する足場がないことに気付かれると思います．

つまり，ここまでの理屈が理解できれば以下の手術戦略が思い浮かぶはずです．

①まず直腸脇の腔（仙骨子宮靱帯と直腸固有筋膜との間のスペース）を十分に展開します（図4～6）

理論的にこのスペースには深部子宮内膜症が進展する足場がないわけですから容易に展開可能なはずです．しかし，深部子宮内膜症の場合，仙骨子宮靱帯の短縮や，その周囲の腹膜に肥厚が認められるため，どの部位の腹膜を切開し，直腸脇の腔に進入するべきなのか判断に迷う場合があると思います．その場合は仙骨子宮靱帯の頭背側（仙骨子宮ひだ）あたりから進入するのがいいでしょう．深部子宮内膜症の浸潤する仙骨子宮靱帯から離れるほど子宮内膜症の影響が少なくなりますので，直腸脇の腔には進入しやすくなります．ここでの最大のポイントは直腸脇のスペースに正しく進入することです．直腸固有筋膜の外の avascular space に正しく進入できれば，この腔はほとんど出血することなく容易に展開可能です．しかし，薄い直腸固有筋膜内に入ってしまい，このスペースを無理やり展開しようとすると，直腸を栄養する微細な血管を容易に損傷してしまい，止血困難な微細出血を引き起こし，その後の展開が非常に困難となってしまいます（図7，図8）．とにかく直腸固有筋膜を意識することです．いったんこの腔に入ればこの部位には血管がほとんどありませんから鈍的剝離で容易に展開することが可能です．できるだけ直腸の脇をしっかり展開することで直腸前壁の剝離ラインが明瞭となります．

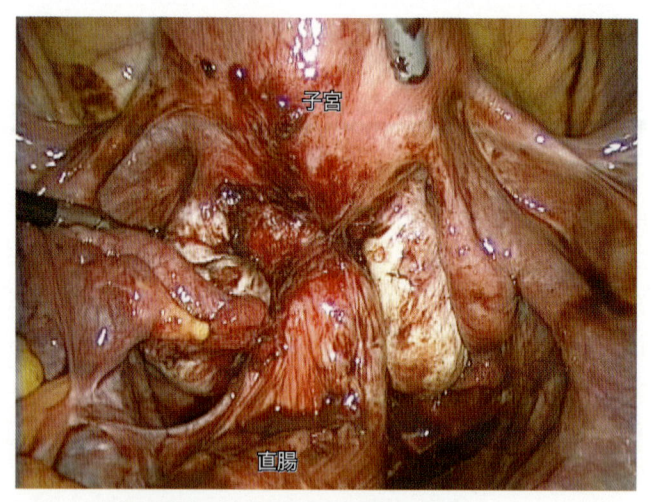

図4　子宮内膜症による子宮と直腸の癒着
直腸と子宮後頸部が子宮内膜症のため癒着している．子宮内膜症は仙骨子宮靱帯にも広がり仙骨子宮靱帯は肥厚，短縮しているため直腸の正しい剝離ラインが読み取れない．
この症例は強い月経困難症のため手術適応となった．

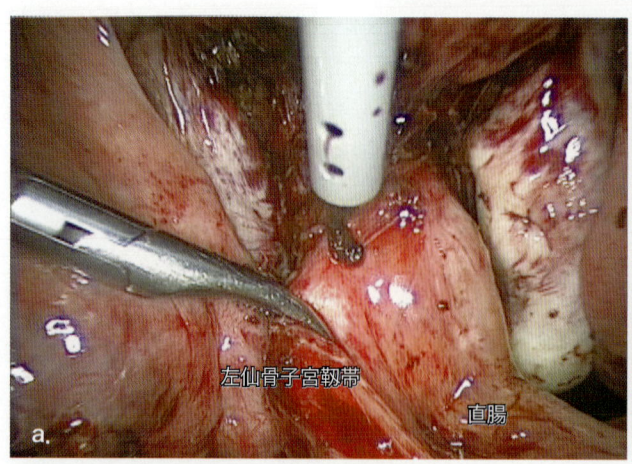

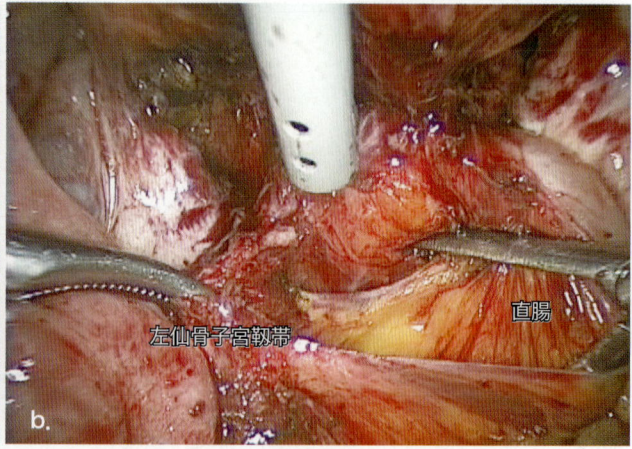

図5　左仙骨子宮靱帯と直腸の分離①
a：左仙骨子宮靱帯と直腸との間の腹膜を切開．
b：左仙骨子宮靱帯と直腸固有筋膜との間の avascular space を展開する．

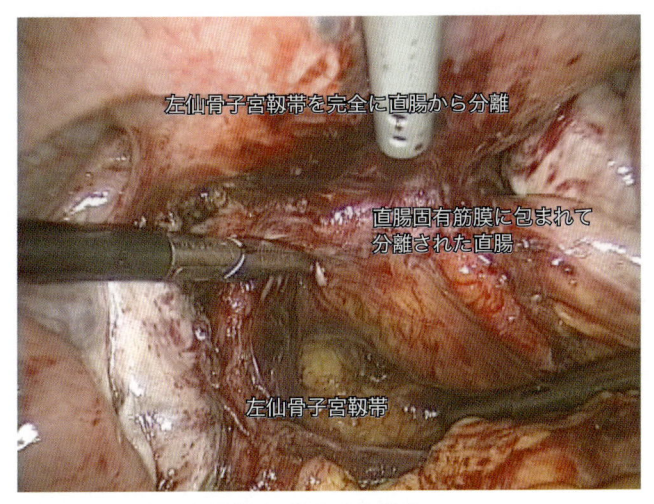

図6 左仙骨子宮靱帯と直腸の分離②
左仙骨子宮靱帯と直腸を完全に分離する．
直腸は直腸固有筋膜に包まれ仙骨子宮靱帯から分離されていることがわかる．

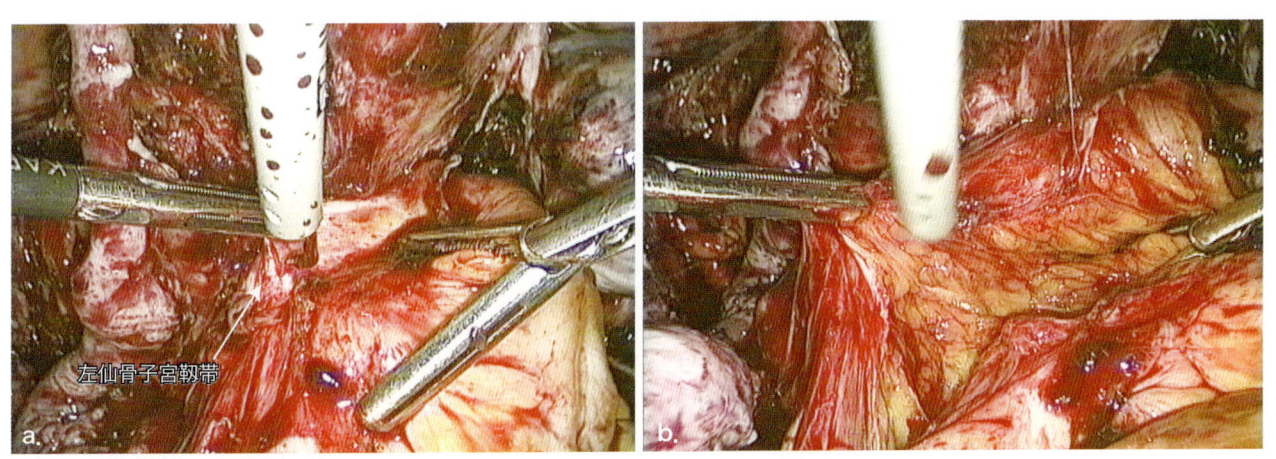

図7 直腸脇のスペースを展開する際の注意点
a：左仙骨子宮靱帯と直腸の間を分離する．
b：仙骨子宮靱帯と直腸の間のスペースを展開する．本来ならこのスペースは直腸固有筋膜の外側に展開されなければならないが，この症例では直腸固有筋膜の内側が展開されている．そのため本来なら avascular space でなければならないスペースに細かい血管（直腸を栄養する血管）が多く認められる．

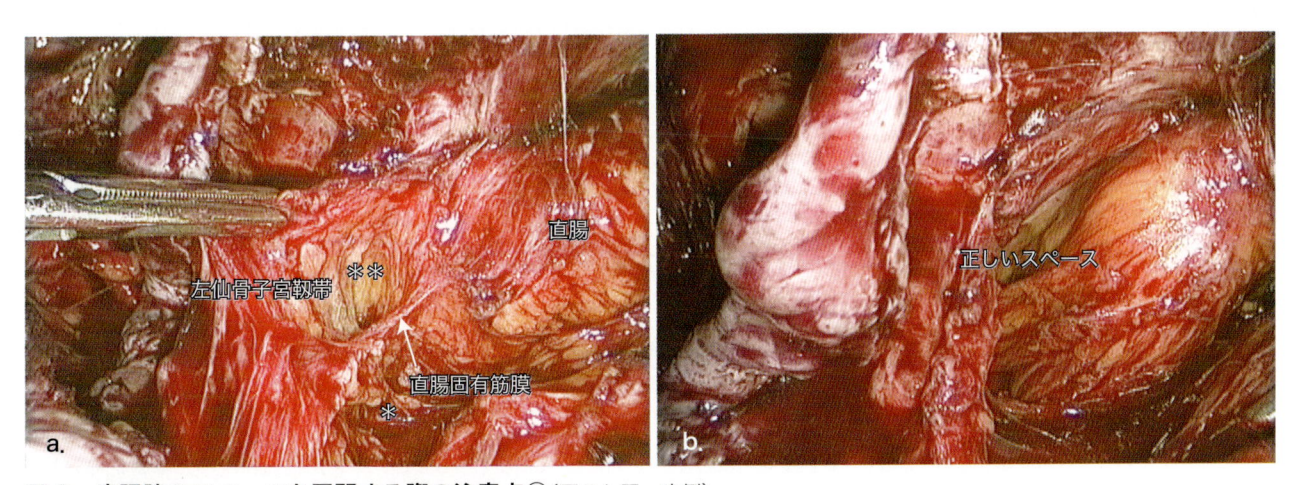

図8 直腸脇のスペースを展開する際の注意点②（図7と同一症例）
a：直腸固有筋膜を仙骨子宮靱帯から分離し正しい腔に進入する．
　＊：誤って展開されたスペース．直腸固有筋膜の内側に展開されている．＊＊：正しいスペース．
b：直腸固有筋膜の外側の正しいスペースが展開されている．直腸表面が直腸固有筋膜に包まれているためつるつるの質感であることに注目してほしい．また図7bと異なりこのスペースには血管が存在しない．

②直腸と子宮後頸部（膣後壁）の剥離を行います（図9）

①の操作をしっかり行うことで，直腸の側面が仙骨子宮靱帯から分離され，直腸の輪郭を確認することが可能となります．そこで予想される直腸の輪郭に合わせて深部子宮内膜症を含む直腸膣中隔と直腸前壁との間を鋭的に一気に切開します．ポイントは内膜症性病変を直腸表面に残さないように直腸前壁ぎりぎりで切開することです．この操作では，はさみ鉗子を用いることをお勧めします．はさみ鉗子での切開は，多少出血を認める場合がありますが，直腸の損傷の程度を視認することが容易であるため，この部位ではできるだけエネルギーデバイスを用いることは避けています．最も怖いのは熱損傷による late perforation です．熱損傷は起こった時点では決して目で認識することはできません．どうせ損傷するならはさみで直腸に穴をあけるほうがよっぽど発見しやすいですし，修復も容易です．図9b を見てください．この症例では左仙骨子宮靱帯は直腸から分離しているものの，右仙骨子宮靱帯は分離を行っていません．そのため直腸の剥離ラインは左側は明瞭ですが，右側では直腸に張り付いた仙骨子宮靱帯によって剥離ラインを読み取ることができません．右のような状態で直腸前壁をいきなり剥離しようとすると直腸損傷が起こりやすくなることは一目瞭然です．

③仙骨子宮靱帯と尿管，下腹神経（骨盤神経叢）を分離します

直腸を子宮後頸部から剥離するだけならこのステップは必要ありませんが，通常は深部子宮内膜症を含む仙骨子宮靱帯を切除する必要がありますので，この操作が必要となります．仙骨子宮靱帯周囲には線維化，癒着が認められるため，深部子宮内膜症症例ではほとんどの場合，尿管，下腹神経（骨盤神経叢）が仙骨子宮靱帯に癒着，引きつれを生じています．そのため，意識的に岡林の直腸側腔を展開し，尿管，下腹神経（骨盤神経叢）を仙骨子宮靱帯から分離する操作を怠りますと，容易に尿管損傷を起こしたり，術後排尿障害を起こしたりしてしまいます．この操作では下腹神経前筋膜を意識する必要があります．

④深部子宮内膜症を含む仙骨子宮靱帯，ダグラス窩腹膜を切除します（図10）

この時点で深部子宮内膜症を含む仙骨子宮靱帯，ダグラス窩腹膜は直腸，尿管，下腹神経（骨盤神経叢）から分離されているため，安全に切除することが可能です．図10 は仙骨子宮靱帯周囲に内膜症性の硬結があるため，非常に強い月経困難症，性交時痛を認めていた症例です．この術後，痛みは完全に消失しています．

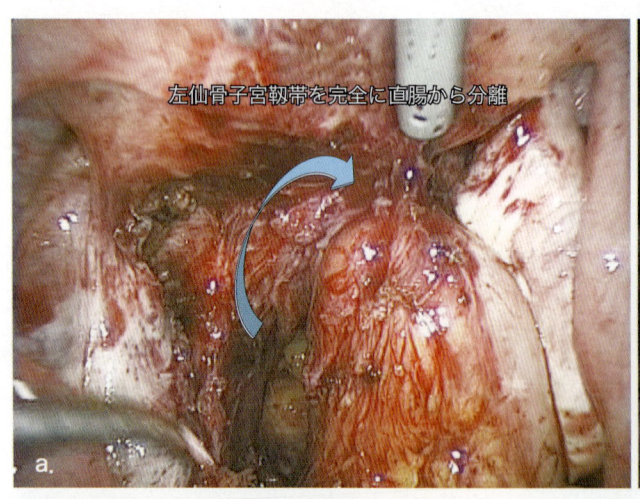

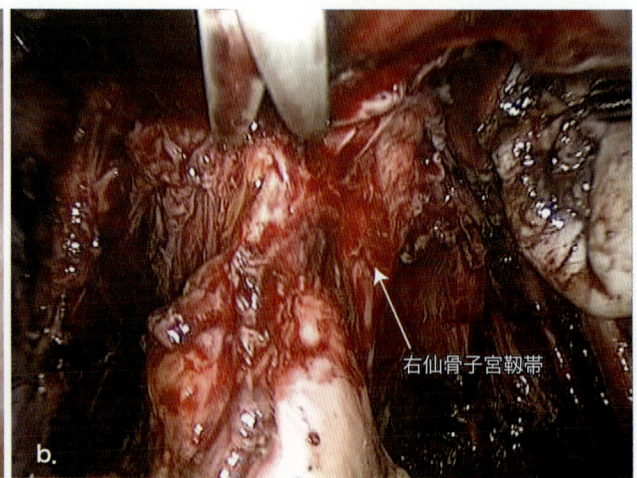

図9　直腸と子宮後頸部の剥離

a：仙骨子宮靱帯と分離することで直腸の側面のラインがはっきり視認可能となる．
側面のラインに合わせて直腸前壁の癒着部位を切開することで安全に直腸と子宮後頸部の癒着剥離を施行することが可能となる．また直腸の輪郭がはっきり視認できるので直腸膣中隔に発症した子宮内膜症を直腸表面に残存させることなく摘出可能となる．

b：a と同じ症例．右仙骨子宮靱帯は左と異なり直腸と分離していない．そのため右側の直腸のラインは視認できない（左との違いに注目してほしい）．
このように仙骨子宮靱帯を直腸から分離せずに直腸周囲の剥離を行うと，直腸損傷を引き起こしたり子宮内膜症病変を直腸表面に残存させたりしてしまう．

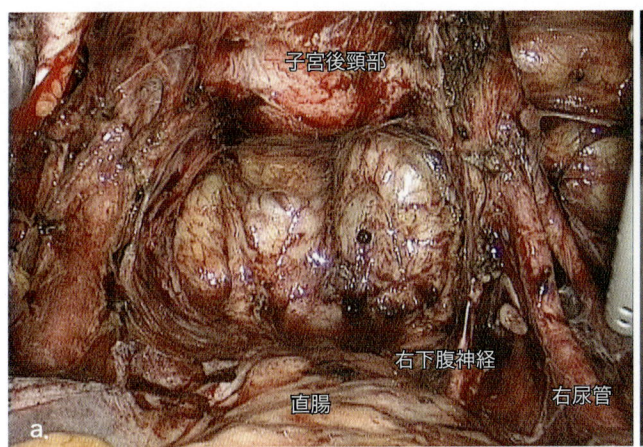

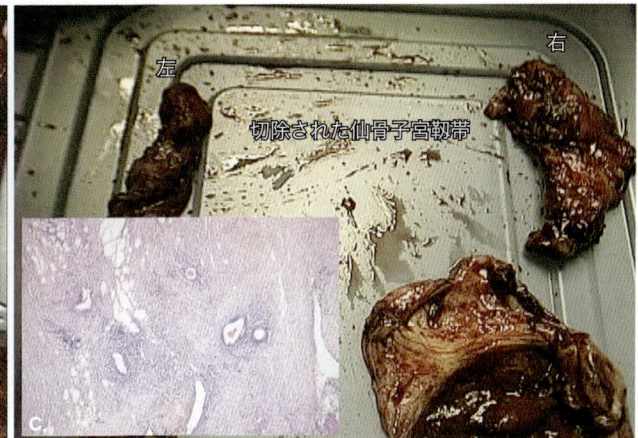

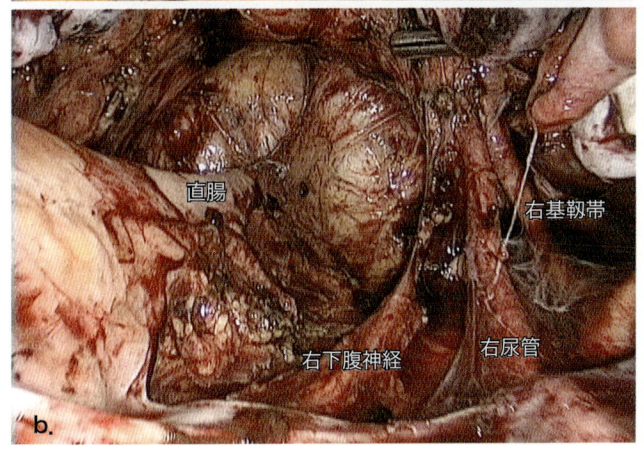

図10 深部子宮内膜症切除（仙骨子宮靱帯切除）を行った症例

a, b：直腸は直腸固有筋膜に包まれた状態で子宮後頸部から分離．また岡林の直腸側腔も展開され，尿管，下腹神経が分離されている．
c：切除された仙骨子宮靱帯．病理学的にも深部内膜症を含むことがわかる．

Q7：難しい解剖はよくわかりません．結局，解剖なんてわからなくても手術が安全にできればいいのではないでしょうか？ 誰でも安全にTLHができる方法ってないのですか？

A：いやー．究極の質問ですね．そのとおりです．結局安全に手術ができればよいのですが，どのような症例でも同じように安全に手術を行うために必要な知識が解剖学なのです．ですから解剖学に基づいて手術手技を解説するといった基本姿勢で本書を書いてきたのですが，確かにわかりにくい点も多いと思います．では思い切ってまったく解剖学的理論背景なしでTLHを解説します．型にはまればまったくTLHを行ったことがない方でも2時間程度で施行することが可能です（実際今まで何度もはじめてTLH行う先生をこのように指導し，うまくいっています）．

ただし，症例選択は必要です．癒着がない手拳大程度（300g程度）の子宮体部に発生した筋腫症例です．ではまいります（ここではあえて図を載せません．今までの解剖をイメージしながら読んでみてください．きっと操作の裏に隠れた解剖学的根拠に気が付くと思います）．

①膀胱子宮窩腹膜を切開し，両側円靱帯を焼灼切断します

子宮をしっかり頭側方向にマニピュレーターで押し上げ，腹膜を緊張させます．腹膜のみを切開し，円靱帯を切断し，膀胱子宮窩のスペースをしっかり開放します．このときに子宮頸部と膀胱との間を暫定的に剥離し，膀胱のライン（bladder pillar）を視認できる状態にしておくことがポイントです．

> 膀胱子宮窩を展開しようとしても組織が硬くなかなか膀胱を下げることができないときは，少し膀胱寄りを切開し直してみてください．たいていそのような場合は子宮頸部筋膜のなかに入っています．

②広間膜後葉を切開します

　尿管の同定（子宮動脈本幹の同定）がTLHで必要か？といった議論を耳にすることが時々あります．答えはないと思いますが，私たちは尿管は同定したほうがよいと思います．といいますか，尿管を同定するのではなく，基靱帯を露出する操作で尿管は自然と同定されるといったほうが適当でしょう．ですから，子宮動脈本幹を分離同定すること，もちろん結紮することなどはしません．ではその方法です．

　まず，骨盤漏斗靱帯を頭側に引き上げ広間膜後葉に緊張をかけます．このとき子宮を対側（右の尿管を同定するなら左側）に振ることが重要です．要は展開する側の広間膜後葉にしっかり緊張をかけることです．そして，上部靱帯の切断する位置（卵巣を温存するなら卵巣固有靱帯付近，切除するなら骨盤漏斗靱帯付近）から仙骨子宮靱帯付着部あたりを結ぶ線をイメージ（これが広間膜後葉を切開するラインとなります）し，このイメージラインに沿って卵巣側からできるだけ広間膜後葉を1枚の膜にするよう薄く削ぐ操作を行います．必ず先ほどイメージしたラインのどこかである程度の量の組織が広間膜後葉から分離されます（これが腹膜下筋膜に相当します）．その分離された組織（ここではこの組織をAと呼びます）を腹側に持ち上げながら広間膜後葉との間のスペースを広げ，仙骨子宮靱帯付着部に到達します．この状態で広間膜後葉から尿管は分離されているはず（尿管は先ほど分離された結合組織Aに含まれています）です．この時点で卵巣の温存か否かに合わせ，先ほどイメージしたラインで上部靱帯から広間膜後葉を切開してください．

③尿管を見ます

　広間膜後葉より分離された結合組織Aを直腸側から観察することで尿管の蠕動が確認できます．TLHをするのでしたらこれだけで十分です．尿管の走行を蠕動からイメージしてください．そのあとに膀胱側を見てください．暫定的に剥離し視認できている膀胱のラインが尿管の走行と大体一致していたら問題ありませんが，膀胱のラインが尿管のイメージされるラインよりかなり子宮体部側に持ち上がっていたら，膀胱はまだ安全に子宮頸部から剥離可能な状態です．膀胱を鉗子で持ち上げ，子宮頸部との間に緊張をかけてから剥離し，膀胱を尾側に授動してください．

④仙骨子宮靱帯付着部を切開します

　仙骨子宮靱帯の子宮付着部を焼灼し，しっかり切断してください．ここが基靱帯切除の終了の目安となります．

⑤基靱帯を処理します．

　縫合，結紮に自信がなければそのまま焼灼，切断しましょう．どちらでも大丈夫です．その場合は少しずつ焼灼しては切断を繰り返してください．このときしっかり子宮を腹腔内に押し上げつつ行うことが重要です．そうすると自然と基靱帯断端が滑り落ちるポイント（endopelvic fasciaと基靱帯血管の間に入った瞬間）が実感できます．

　先ほど切断した仙骨子宮靱帯の断端まで基靱帯を処理できたら，あとは膣壁切開です．

⑥膣壁切開

　Vagi pipeを挿入し，膣切開ラインを露出，切開します．左仙骨子宮靱帯断端あたりから反時計回りに切開し，右側壁を切断ののち前壁から切開するとうまく切断できることが多いです．

⑦子宮回収，膣閉鎖

　膣閉鎖は縫合結紮に自信がなければ経膣的に行います．

　いかがですか？　症例さえ選択すれば必ずこの方法で手術を完遂させることが可能です．TLHがはじめての先生は，モノポーラー，バイポーラーのほかに用意するデバイスとして超音波凝固切開装置をお勧めしています．

Q8：どのようなトレーニングをして，どのように適応拡大をしていけば腹腔鏡下手術を安全に習得できますか？

A：これまた難しい質問です．先生が置かれている環境，現在どの程度手技をマスターしているかなどによってまったく異なると思いますが，自分自身がどのように手術手技をマスターしてきたか振り返ってみます．

①hand-eye coordination を構築する

腹腔鏡下手術の基本です．開腹手術ではこのステップがないため，腹腔鏡下手術は難しい，習得までに時間がかかると感じられるのでしょう．しかし，腹腔鏡下手術を安全に，そして適応拡大をスムーズに行うためには絶対に欠かすことができないステップです．

では，どのようにすれば hand-eye coordination を構築することが可能でしょうか？

これはモニターを用い縫合結紮を行うことが一番の近道と考えます．

モニターを用いることで3Dから2Dへの変換に慣れることが可能です．いわゆる奥行き感覚の消失の克服です．

次にそのような状況下で縫合，結紮を行います．縫合，結紮を成功させるためには左右の鉗子が非常に複雑な動きを，かつそれらを協調して行わなければなりません．縫合結紮という一見単純な作業ですが，腹腔鏡下手術に必要な基本操作はすべて含んでいるといって間違いありません．

では，どの程度行えば hand-eye coordination は構築されるのか？

個人差はあると思いますが，僕自身の経験，ならびにセミナーで先生方が行った経験で判断しますと10万結紮（1日100結紮するとすれば約3年．1日1,000結紮すれば約3ヵ月）すれば，まずどのような手術にも対応できる hand-eye coordination の構築が可能ではないかと感じています．

②達人といわれる手術ビデオを繰り返し見る

たとえばTLHをマスターしたいとします．でしたらTLHが非常にうまい先生のビデオを徹底的に繰り返し見ることを行います．私の場合はひとつの手術をマスターするために約100回見ていました．それも早送りは厳禁です．

TLHのビデオでしたら1時間程度でしょうから，100時間は最低かかるといえます．

③達人の鉗子の動きに解剖学的意味付けを行う

これが一番大事と私は思っています．達人といわれる人の手術操作は一見すれば神の手に見えます．非常に鮮やかに剝離すると手品を見ているようにつるんと尿管や子宮動脈が露出される．この操作を「見事だなあ」と見ているだけならなかなか自分のものにすることができません．達人の手術には必ずタネがあります．達人が達人たる理由はいかに理論的に手術を構築しているかだと私は思います．すなわち解剖学的な理由があって鉗子を動かしているのです．ここに気が付けばあとはやることはひとつです．達人のビデオをコマ送りにして，鉗子の動きすべてに解剖学的意味づけを行うのです．そしてその操作すべてを暗記します．

あとはその動きを自分のものにするだけです．

また，シャドーボクシングのように達人のビデオに合わせて鉗子を動かすトレーニングも非常に有効と思います．

④トラブルシューティングを習得する

今までのステップで通常の手術ならできるようになっているはずです．しかし，実践に入る前にどうしてもやっておかなければならないステップがあります．トラブルシューティングです．尿管や直腸損傷をした場合の修復方法，血管損傷を起こした場合の止血の手順などです．私の場合は幼若ブタを用いたこれらのデモンストレーションを9回行いました．

ここまで行えば必ず手術は行うことが可能です．私の場合は①～④のすべてを行うのに2年間かかりました．しかし，2年の準備期間ののちにはじめて行ったTLHは57分，出血少量だったことは今でも鮮明に覚えています．

その後，TLHを100例行った時点で再度手術時間，出血量を調べてみましたが，1例目から100例目までほぼ同様の手術成績でした．

　すなわち，しっかりとしたトレーニングを行うことでラーニングカーブと呼ばれる手術の未熟な期間はなくすことが可能と感じています．

　そのことはすなわち安全に手術をマスターできることにもつながりますし，指導者がいない，症例が少ない施設においても腹腔鏡下手術を習得することは可能であるともいえると思います．

　腹腔鏡下手術はビデオで手術を研究できる，安全に習得することが可能な手術です．

　頑張ってください．

④ 腹腔鏡下縫合結紮

　腹腔鏡下手術は，深部感覚の欠如，鉗子の運動制限などのため，開腹手術に比し施行可能な手技が制限される．その最たるものが縫合，結紮であると我々は考える．
　開腹手術においては，縫合，結紮技術は手術を習う前に必ず習得されるべき最も基本的な手技であり，縫合，結紮の手技を習得しない限りスタートラインに立つことさえ（手術を学ぶことさえ）許されないのが通常である．ところが腹腔鏡下手術の場合，縫合，結紮技術は非常に難易度の高い手技とされ，その手技を習得しているのみであたかも腹腔鏡下手術のエキスパートとみなされる風潮があるのが現実であろう．
　言うまでもなく，腹腔鏡下縫合，結紮といえども，開腹手術と同様に手術を行ううえでの基本的手技のひとつに過ぎず，腹腔鏡下手術を行うすべての者がまず習得すべき技術のはずである．
　本章では"いかにしてスムーズに正確に腹腔鏡下結紮，縫合を行うか？"，そのコツに重点を置き解説する．
　　注）腹腔鏡下縫合，結紮は体腔内，体腔外法の2種類があるが，今回はあくまで体腔内縫合，結紮について述べる．また，トロッカーの配置は臍部にカメラポート，左右下腹部と下腹部正中の3箇所に操作鉗子を配置した modified diamond style（図1）を基本としている．

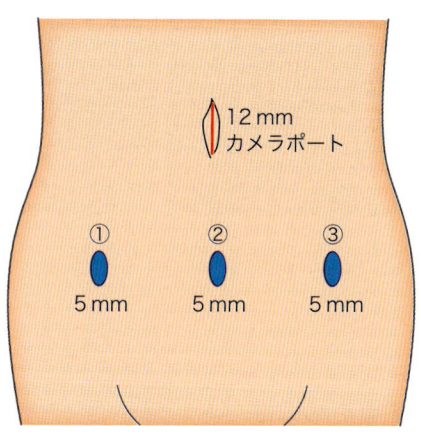

図1　modified diamond style のトロッカー配置
①：助手の左手鉗子
②：術者の右手鉗子
③：術者の左手鉗子

　縫合と結紮はまったく別の手技であり，分けて考える必要がある．

A 縫合のコツ

腹腔鏡下縫合＝針を正しい角度で把持＋持針器を円運動で回転
　持針器を円運動で回転させることは特にコツを要さず誰でも行うことが可能と思われる．肩の力を抜き針の弯曲に合わせ持針器を<u>手首の動きを中心に</u>回転させることが重要である．

> 【円運動の必要性】
> 　針はその弯曲に合わせた円運動をすることで，ほとんどの場合，抵抗なく運針することが可能である．もし，運針に力が必要な場合は自分の針の動きをもう一度見直すべきである．たいていは針を直線的に動かす力が含まれているはずである．
> 　運針する前には再度円運動を意識することがスムーズな運針につながる．

第4章　腹腔鏡下縫合結紮

腹腔鏡下縫合で難しい点は，"いかに正しい角度で針を持針器で把持するか？"である．

1．正しい角度とは

一般的には持針器に直角に針を把持するのが正しいとされる．ただし，実際の臨床では直角に持つよりむしろやや鈍角に持つほうが運針をスムーズに行うことができる場合が多い（図2）．

> ★重要なポイントは持針器と針の角度が鋭角にならないように心がけることである．鋭角になった場合まず正しく運針することは不可能である．
> ★まだ慣れない間は針と持針器の角度がわかりにくいものである．針を持針器にて把持したのちにいったん宙で素振りをしてみて思ったように針が回転するかどうか試してみるのがよい．

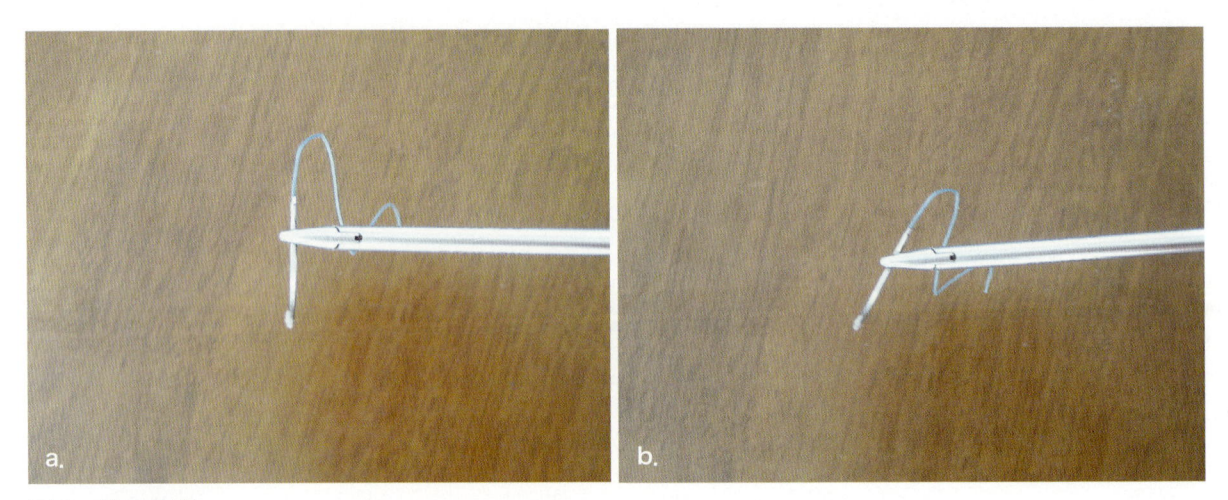

図2　針の角度
a：針を直角に把持．
b：針を鈍角に把持．

2．正しい角度で針を把持するためには

基本は針のやや先端（先端から1/3程度のあたり）を補助鉗子で軽く把持し，糸を持針器で引っ張り，針を回転させ，角度を調節する．角度を調節したのちに針を持針器で把持するが，針を持針器で把持する位置は先端から2/3あたりが最も運針しやすい．

ここで最も重要な点は補助鉗子で針を持つときの力加減である（針をスムーズに回転させるために補助鉗子は先端が鋭な剝離鉗子などが使いやすい）．

力が強過ぎると針は回転せず，また弱過ぎると針は安定せずうまく回せない．

この力加減をマスターするためには練習*が重要である（*針をあたかもダンサーのように回転させることから我々はDancing Needle Trainingと命名し，学会などで報告している）．

実際の針の角度調節，持針器での把持の様子を以下に図で示す．

3．実際の手順

手順1（図3）：糸を持針器で持ち宙に浮かせる．
手順2（図4）：針の先端1/3あたりを把持鉗子（剝離鉗子のように先端がやや鋭のものが針を回しやすい）で軽く持つ．
手順3（図5）：糸を持針器で引き，正しい角度（持針器と直交する角度）に針を調節．
手順4（図6）：針の先端約2/3あたりを持針器で把持．
手順5（図7）：持針器を回転させ組織に直交するように針を当て，針の弧に合わせるように回転し，運針する．

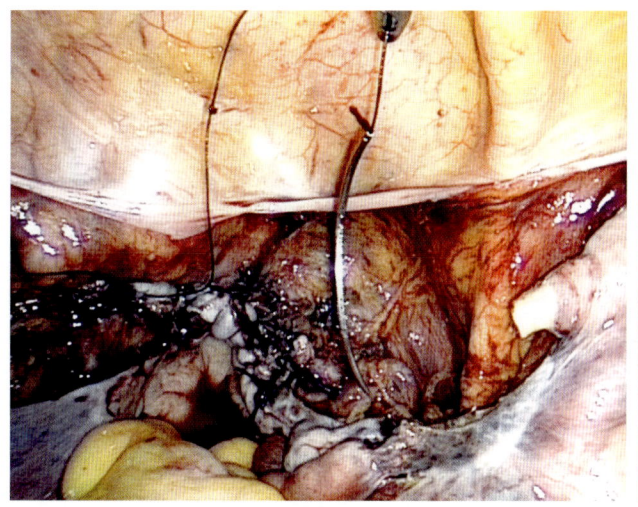

図3 持針器で糸を持ち，針を宙に浮かせる

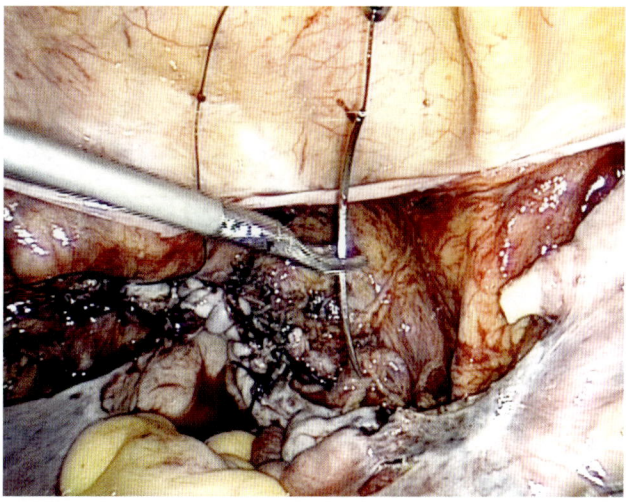

図4 剥離鉗子で針の先端1/3あたりを軽く把持

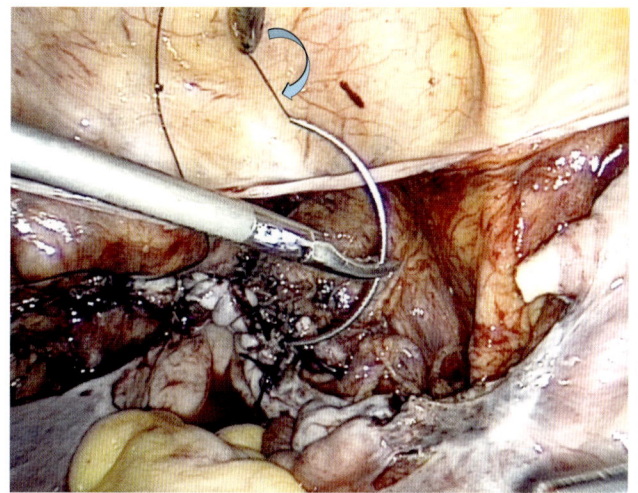

図5 糸を持針器で引き角度を調節する

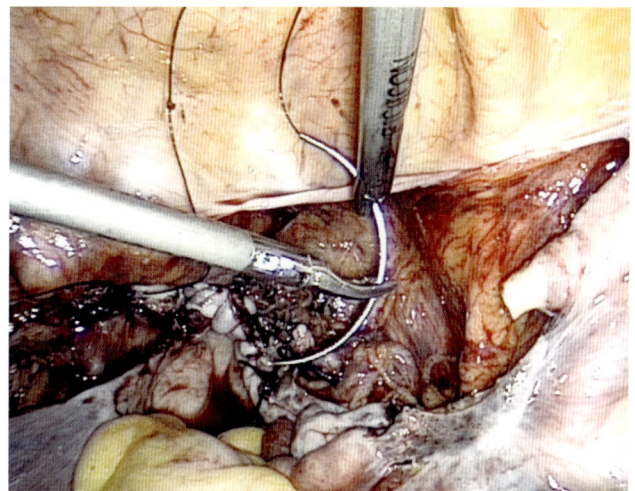

図6 針を持針器で把持
把持するポイントは先端から2/3あたり．

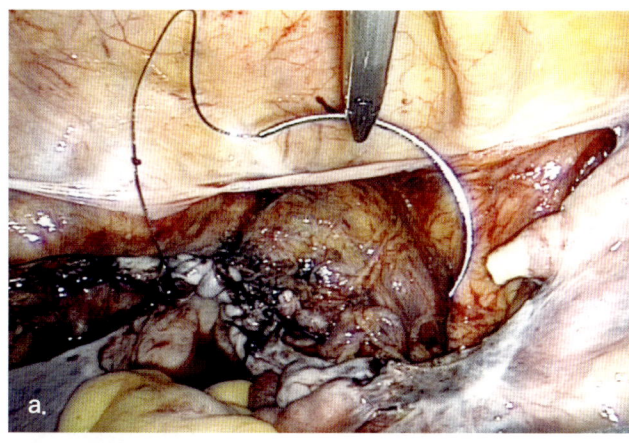

図7 実際の運針
a：組織に対し垂直に針を入れ，針の円弧に合わせ回転させる．
b：開腹の運針と異なり，針を固定気味にして縫合対象物を針に載せるような動きをイメージしたほうがスムーズに運針できる．

　　上記が基本手技である．これら基本手技を習得したのちは以下の手技を習得することで，さらに腹腔鏡下縫
　合操作は円滑なものになる．

第4章 腹腔鏡下縫合結紮

a. 連続縫合（図8）

我々は腹膜などの連続縫合を一気に行う方法として使用している．

針はほとんど動かさず，縫われる対象（腹膜縫合では腹膜）を針に引っかける．この操作を繰り返すと腹膜縫合の右半分（15〜20 cm 程度）は一気に縫合することが可能である．

b. 逆針での縫合（図9）

筆者は diamond style のトロッカー配置で患者の左側に立ち手術を行う．そのため左側腹膜の縫合や，右基靱帯の縫合などでは逆針での運針が必要となる．逆針でも基本の操作は順針と同様である（ただし逆針の場合は運針操作に直線運動が入りやすく，順針以上に針の円運動を意識する必要がある）．

4. 縫合針の腹腔内への挿入方法

小さい針であれば 10/12 mm トロッカーから直接挿入可能である．しかし，10/12 mm トロッカーから挿入できない大きい針の場合，以下の2とおりの方法で我々は針を腹腔内に挿入している．

a. 5mm トロッカーを抜き，糸を把持し 5mm トロッカー孔より針を挿入

スムーズに針を挿入するためにも，はじめのトロッカー挿入を腹壁に垂直に行うことが大切である．この操作を行う際にトロッカーの再挿入を何度も行うと，トロッカー孔が拡大してしまいトロッカーが腹腔内に入り過ぎると操作が非常にしにくくなる．また，術後の皮下気腫の原因ともなるため，この操作は必要最小限にとどめるべきである．

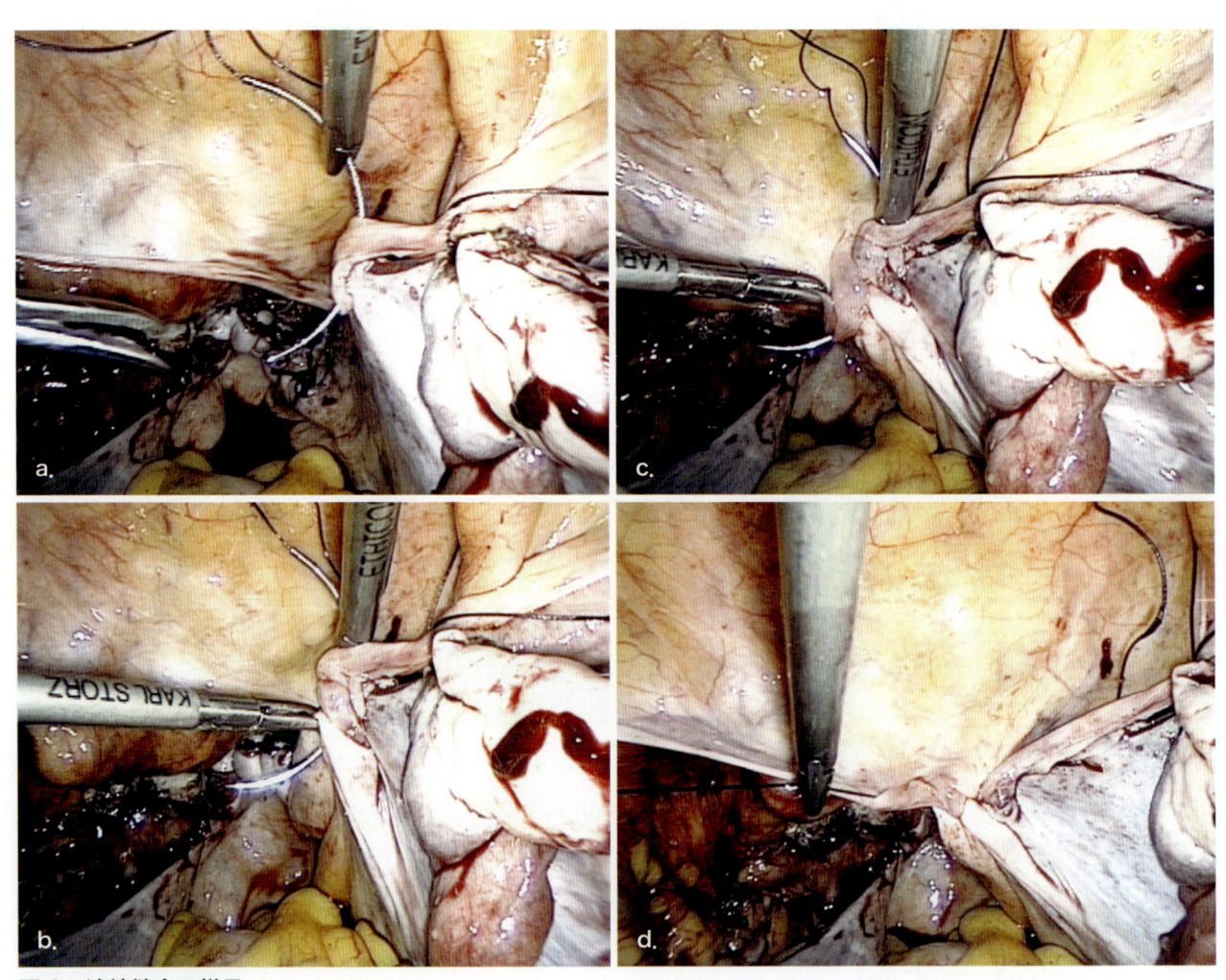

図8　連続縫合の様子
連続縫合の最中に針の角度がほとんど変化していない点に注目していただきたい．

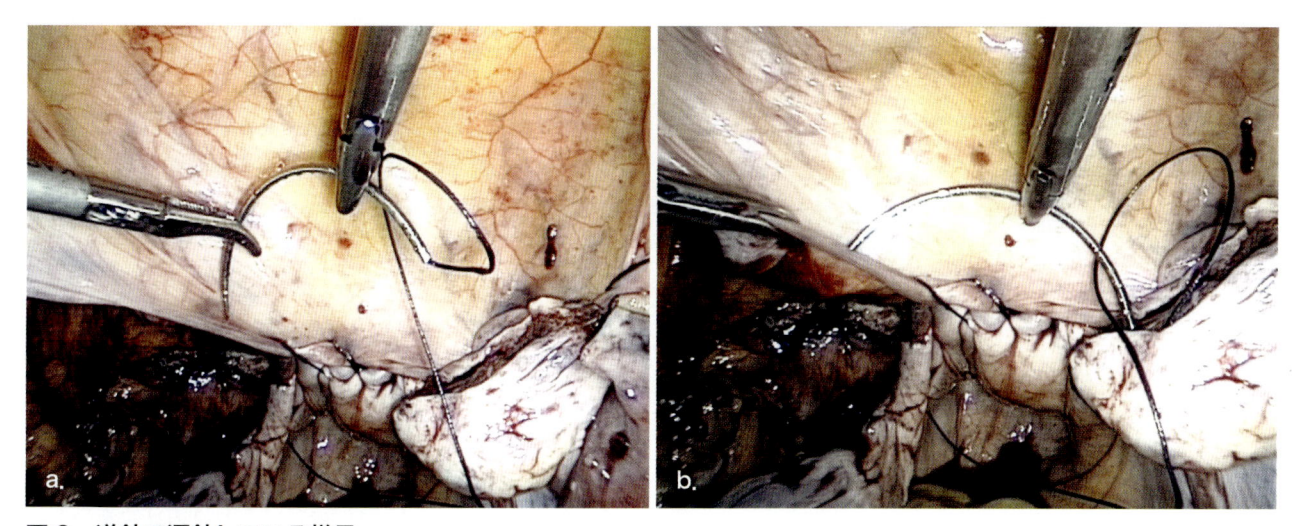

図9 逆針で運針している様子
針の円運動を強く意識する．そのためには手首をしっかりひねる操作を意識する必要がある．

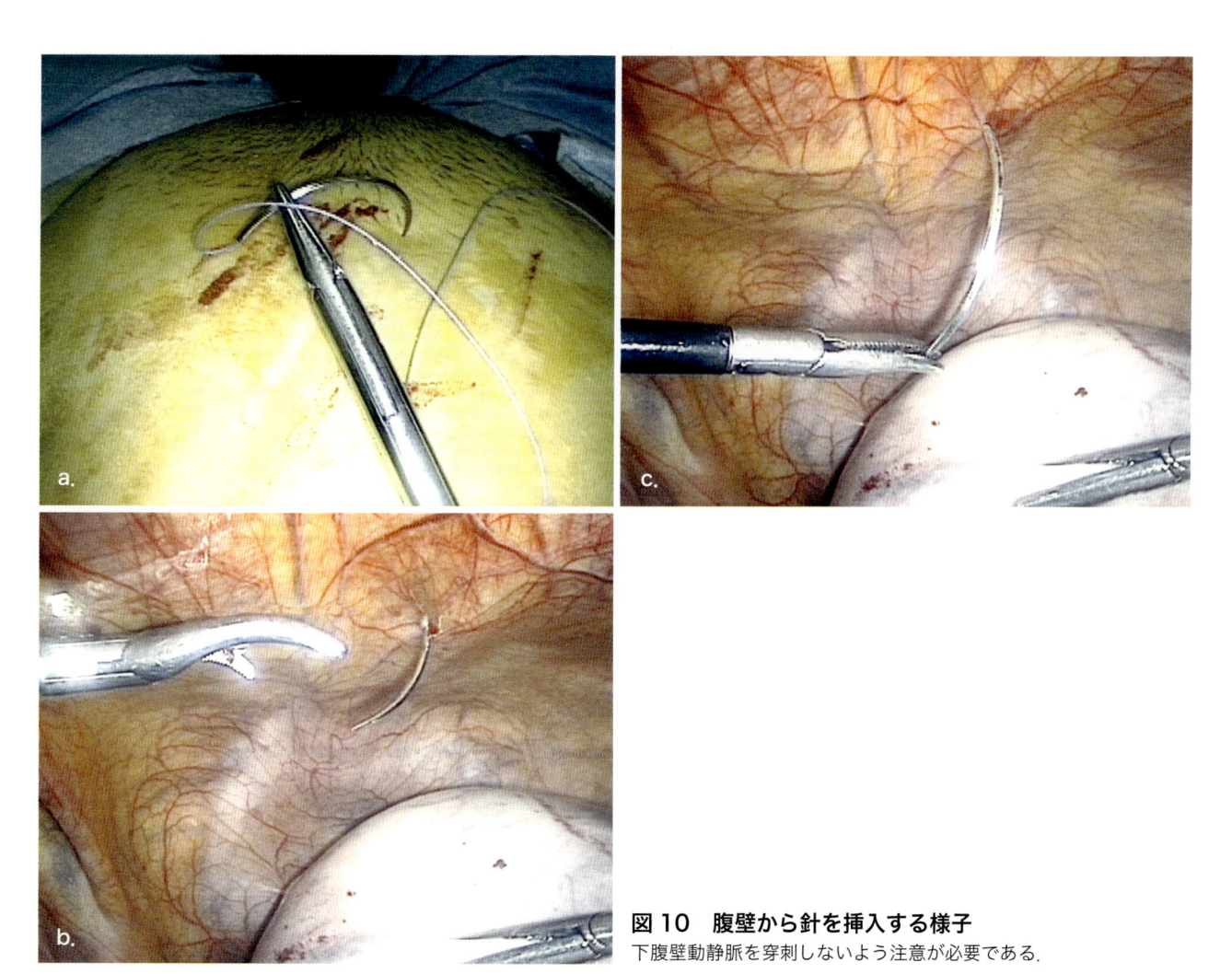

図10 腹壁から針を挿入する様子
下腹壁動静脈を穿刺しないよう注意が必要である．

b．腹壁を貫通させ針を挿入（図10）

　下腹壁血管を避けるためにも下腹部正中から針を挿入することが必要である．どうしても正中から左右にそれる場合は正中より10cm以上離すか，または血管のないことを確認（光透過試験）して針を挿入する．

B 結紮のコツ

　腹腔鏡下結紮の理論では C-loop 法が gold standard といわれ広く普及している．C-loop 法は左右の鉗子に糸を over wrap で回して square knot を形成する方法である．左右の鉗子を同じように動かす必要があり，トレーニングとしては非常によい結紮法である．まずは C-loop 法について解説する．ぜひとも習得したい基本手技である．

1．C-loop 法

　図 11 は Dr. Szabo の紹介する figure をそのまま引用したものである（laparoscopic suturing system with the SZABO-BERCI needle driver set. Verlag Endo-Press, Tuttlingen（2004）available from KARL STORZ）．
　この figure を見てもらえれば理解していただけると思うが，C-loop 法は左右の鉗子が入れ替わり結紮の軸になり，それぞれに鉗子の上から巻き付ける over wrap を行うことで squre knot（男結び）を行う方法である．
　ところがこの C-loop 法は結紮の軸が左右の鉗子に入れ替わるため，結紮時の糸の軌跡が大きくなり，狭い骨盤深部での縫合結紮にはやや適さない場合があると感じている．そこで開腹手術における片手結びに相当する P-loop 法を考案し実際の手術での結紮操作に用いている．

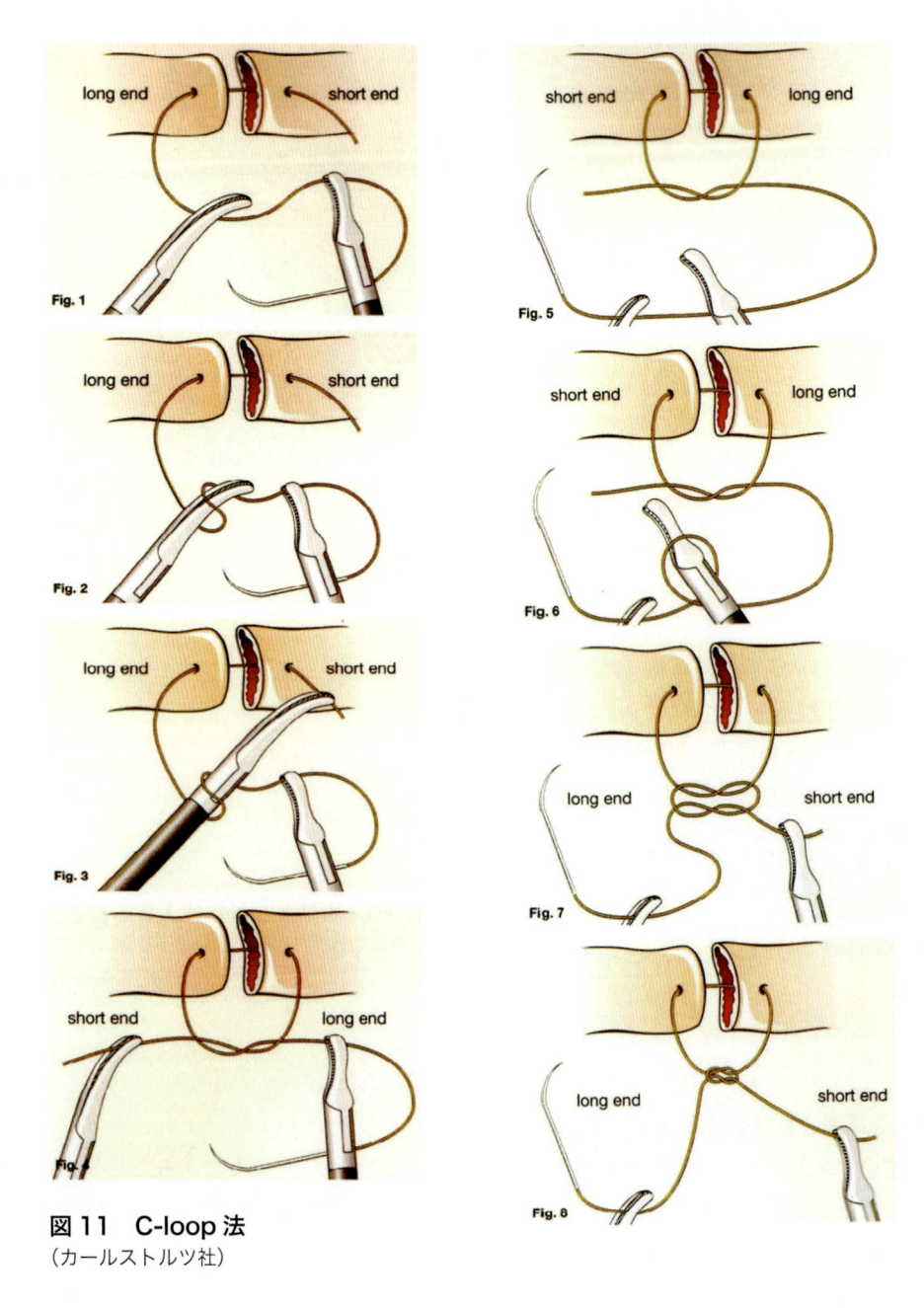

図 11　C-loop 法
（カールストルツ社）

2. P-loop 法

P-loop 法のポイントはひとつのみである．
「Long tail を結紮の軸（持針器）に平行にする」
実際の手術で使う理論，鉗子の動きはできるだけシンプルなものが使いやすいであろう．論より証拠，我々の縫合理論を TLH（腹腔鏡下子宮全摘術）施行時の子宮動脈の結紮の図を用いて解説する．

図12：糸の loop の頂点を持針器で引っ張る（ここで重要なことは，結紮操作に使用できる部位は糸の頂点（★）から把持鉗子で持っている場所（■）までであることを認識することである）．

図13：★から■までが結紮の軸である持針器に平行になっていることに注目してほしい．このように平行にすると結紮の軸に巻き付けることが容易となる．

図14：持針器（結紮の軸）に巻き付けている（この図は under wrap（軸に下から巻き付ける）を行っているが，実際には over wrap（軸に上から巻き付ける）のほうが行いやすい）．

図15：short tail を取り結紮する．

これだけである．実際の手術で試していただければいかに有用な方法であるか理解していただけるであろう．ポイントとなる操作は下線を引いた部分のみである．

意識する動きとしては，
①結紮の軸となる右手の持針器は出し入れするピストン運動
②糸を回す左手鉗子は円運動

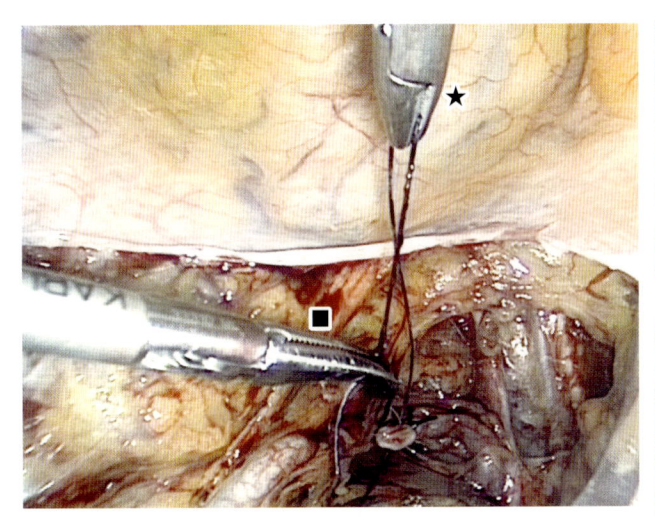

図12　糸を持針器で引き込み癖付けする（糸を立てる）

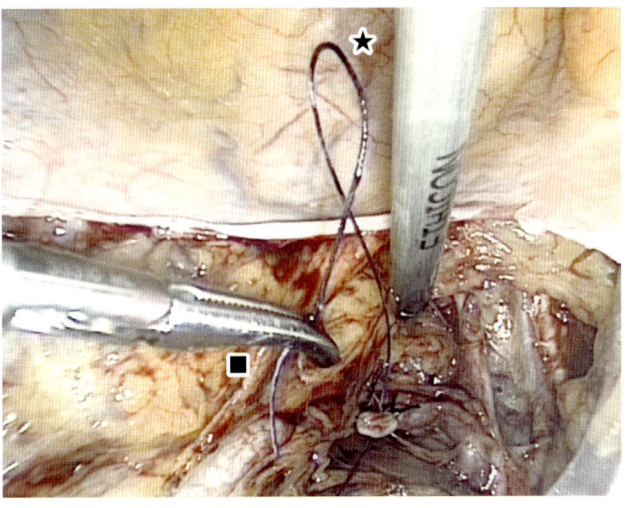

図13　糸と持針器（結紮の軸）が平行になっている

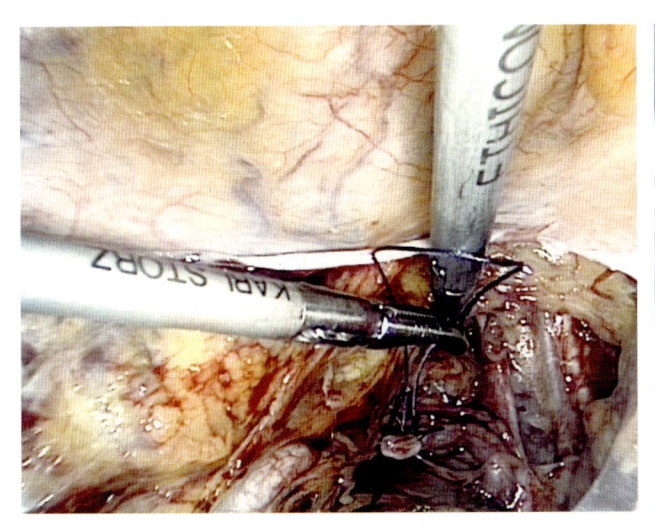

図14　under wrap で糸を持針器に巻き付ける

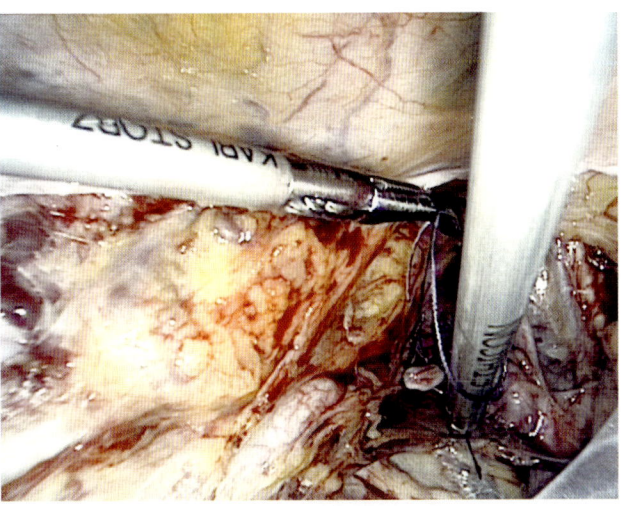

図15　short tail を持針器で把持する様子
この方法では short tail がどこにあっても容易に把持することが可能である．

この2つの動きであろう．

3．用語解説

さて，実際の手術を行ううえではまったく必要ないものの説明するにはどうしても必要なため，最小限の用語を簡単に解説する．

a．square knot

いわゆる男結び．反対方向にある1回結び（opposite half knot）を組み合わせたもの．最も腹腔鏡下結紮で汎用する結び方である．すでに述べたようにC-loop法では結紮の軸を左右に変え，それぞれにover wrapを行うことでsquare knotをつくったが，我々の方法では結紮の軸を一定（通常は右手）にして，over wrap + under wrapでsquare knotをつくる．

b．granny knot

いわゆる女結び．同一方向にある1回結び（identical half knot）を組み合わせたもの．上述のようにunder wrapは初心者にはつくりにくいため（loopが結紮軸からすり抜けやすい），over wrapを2回合わせたgranny knotから始めたほうが容易であろう．ただし，結紮が緩んだ場合次に説明するslip knotに移行しにくいデメリットがある．

c．slip knot

基本的にはsquare knotとまったく同一の結び方である．slip knotの実際のやり方はDr. Szaboのtextからそのまま引用した図16を参照していただきたい．特に結紮点に緊張がかかりやすい筋腫核出後の縫合に有用な方法である．

d．surgeon's knot

いわゆる外科結紮である．1回目に2回ねじった1回結びであるdouble half knotを，次にsquare knotを合わせた3回結びで構成される．square knotやgranny knotよりしっかりと結べるので多用するが，double half knotはやや難しい．

double half knotをつくるコツは図12のloop（★から■）をしっかり軸に平行に，またやや長めにつくることである．

我々の行うP-loop法は鉗子の位置が変わっても同じ動きで結紮を完成させることが可能である点が非常に臨床応用しやすい点である．

たとえば，図17のように右側腹部のトロッカーから持針器を挿入した場合でも，軸にlong tailを平行に配置し，軸はピストン運動，補助鉗子は円運動といった同様の動きで結紮を完成させることができる．

このように常に同じ動きで結紮できることが極めて重要なポイントである．

図16　slip knot法
（カールストルツ社）

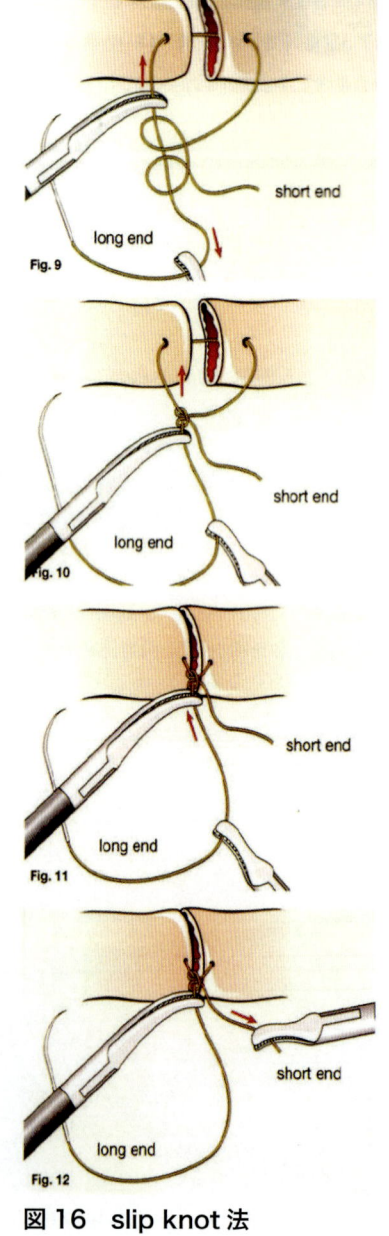

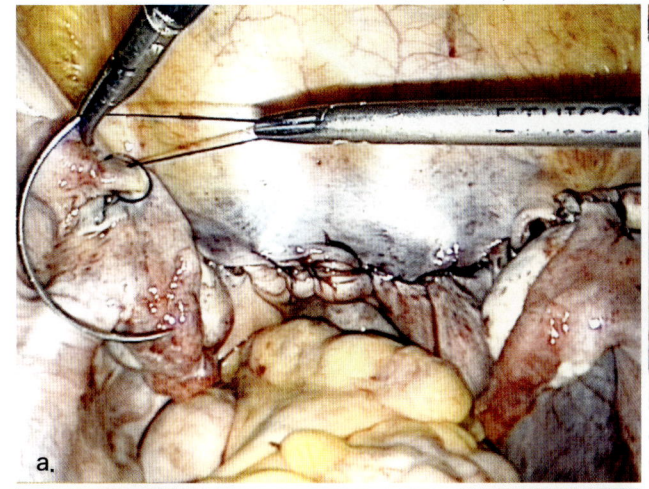

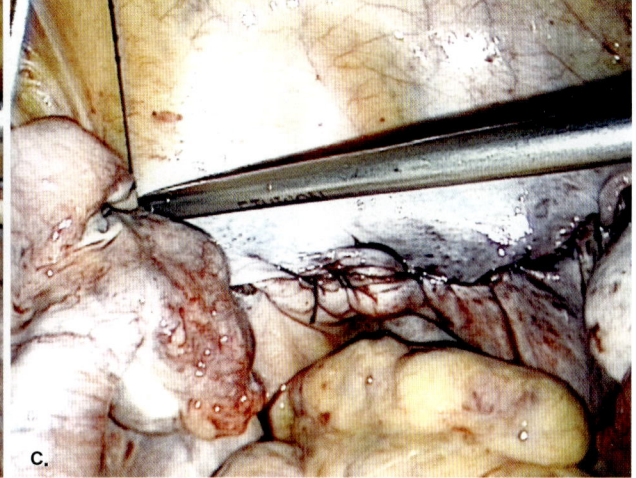

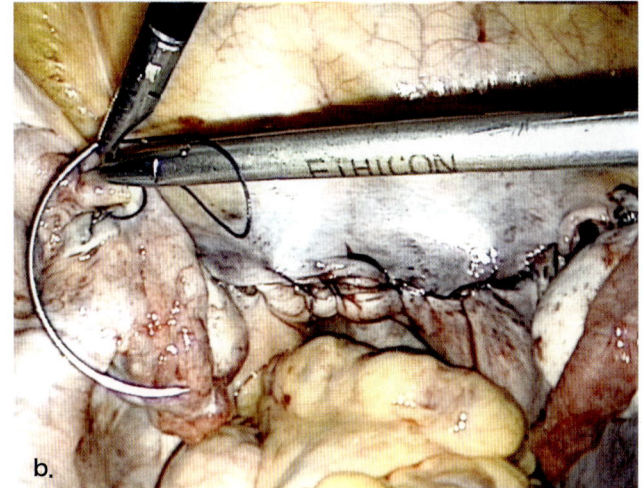

図17 右側腹部から持針器を挿入し縫合している様子
a：long tail を持針器に平行に配置．
b：軸はピストン運動，補助鉗子は円運動で long tail を持針器に巻きつける．
c：結紮完成．

C 縫合結紮が有用な場面

　さて，縫合結紮のポイントを述べたが，読者のなかには「ここまでエネルギーデバイスが進歩し，様々な手術器具が開発されているなかで，縫合結紮の必要性はあるのであろうか？」と疑問に思っている人がいるかもしれない．確かに症例を選べば，縫合結紮なしに婦人科手術を行うことは可能である．そして，腹腔鏡下縫合結紮を習得するまでの労力を考えればそのように考えることは仕方がないことなのかもしれない．しかし，我々の施設においては腹腔鏡下縫合結紮は必須の手術手技として皆が習得している手術手技である．その最大の理由はトラブルシューティングである．

　術中に尿管を損傷した，直腸を損傷したなど他臓器損傷が生じた場合，腹腔鏡下で修復するためには縫合結紮の手技が必須となる．「そのような場合は開腹したらよい」と考える方もいるであろうが，大血管損傷となった場合は開腹移行さえ難しい場合がある．やはり体腔内縫合結紮は必要な手技であろう．ここで縫合結紮が非常に有用であった症例を提示したい．

　子宮体癌に対して後腹膜アプローチにて傍大動脈リンパ節郭清を施行した症例である．どのように大血管のスペースに後腹膜アプローチを行うかについては解剖の章で説明した．Modified Three Compartment Theory（MTCT）を覚えているであろうか？

　さて図18を見ていただきたい．後腹膜アプローチにて傍大動脈リンパ節郭清術を施行している最中の写真である．異型左腎動脈が認められ，そのために郭清上端にあたる左腎静脈へのアプローチがやや困難な症例である．そのためか左腎静脈に pin hall の損傷を起こしたのが図19a である．当初，損傷はそれほど大きくなく，また出血も緩徐であったため，ガーゼ圧迫を行った（図19b）．この術式では助手の左手鉗子で腹膜を持ち上げることにより術野確保を行うことが必要となる．そのために腎臓からの流出路である左腎静脈には常にテンショ

第4章　腹腔鏡下縫合結紮

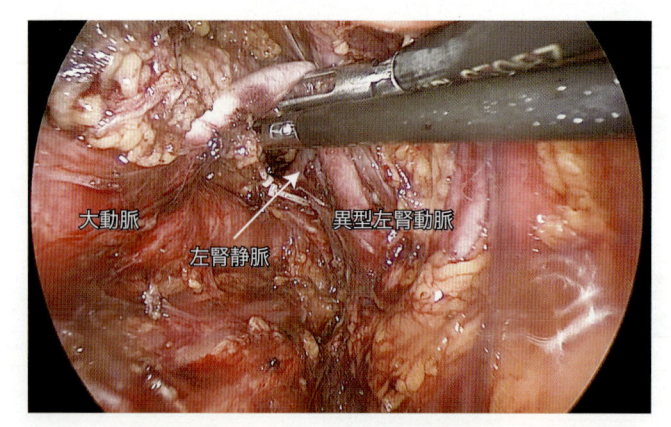

図18　後腹膜アプローチによる傍大動脈リンパ節郭清
郭清上端となる左腎静脈直下でクリッピング切断を行うところ．

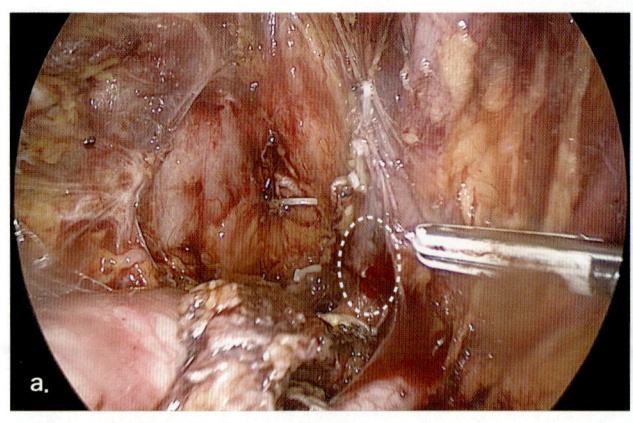

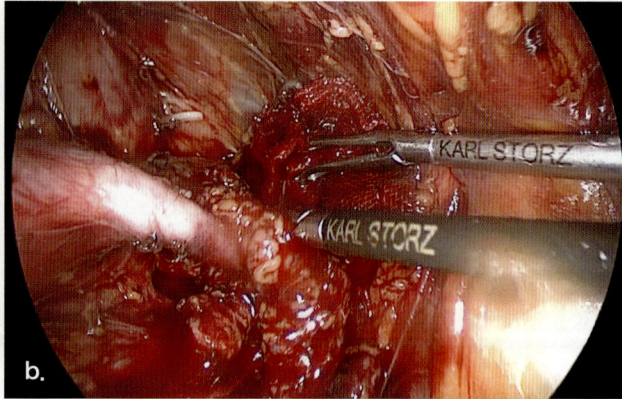

図19　左腎静脈損傷による出血
a：○が損傷部位．
b：ガーゼで圧迫．

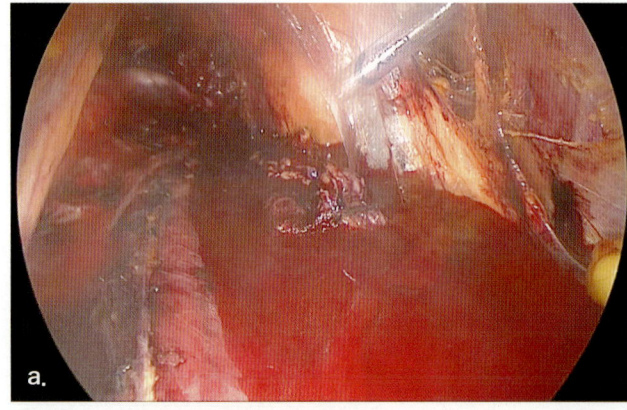

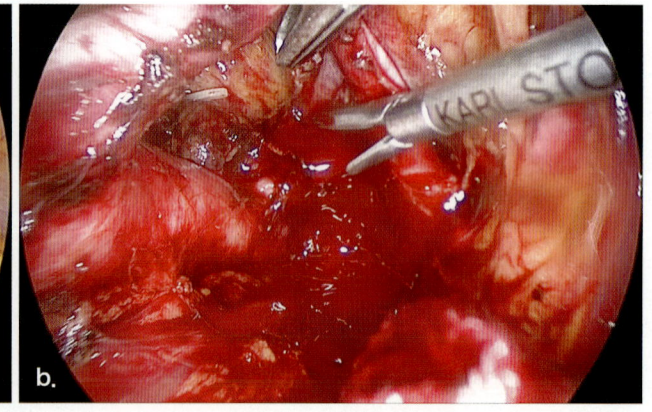

図20　左腎静脈損傷による出血
a：ガーゼ圧迫では止血できず，この時点で出血量は500mLを超えた．
b：左腎静脈の損傷部位は拡大し出血は増悪．

ンがかかることとなる（MTCTからもわかるようにこの術式で展開される腔は腎周囲腔より背側であるため，腎臓は常に腹側方向に持ち上げながら手術が施行されることとなる．そのため腎動静脈には常に緊張がかかった状態で手術が行われることとなる）．そのために当初はpin hall程度であった左腎静脈損傷部位も徐々に拡大し，出血も徐々に増悪していくこととなる．図20を見るとその様子がわかるであろう．
　そこで左腎静脈損傷部位の修復をヘモクリップで行うこととした．この時点で損傷部位は拡大しており，2発のヘモクリップで損傷部位の閉鎖を試みたものの，損傷部位を閉鎖することができなかった（図21）．これ以上ヘモクリップでの止血は困難と判断し，縫合結紮にて止血を行うこととした．しかし，2つのヘモクリップのわずかの間に正確に糸を通し，結紮を行う必要があり，また縫合結紮の途中で静脈損傷を増悪させる可能性もあ

92

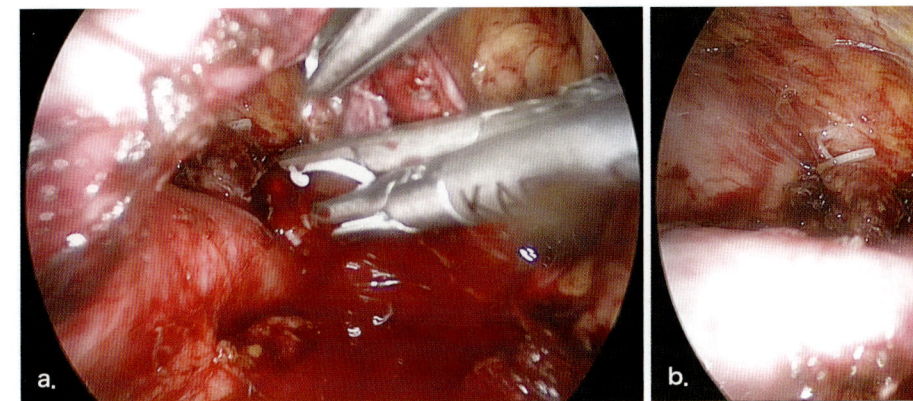

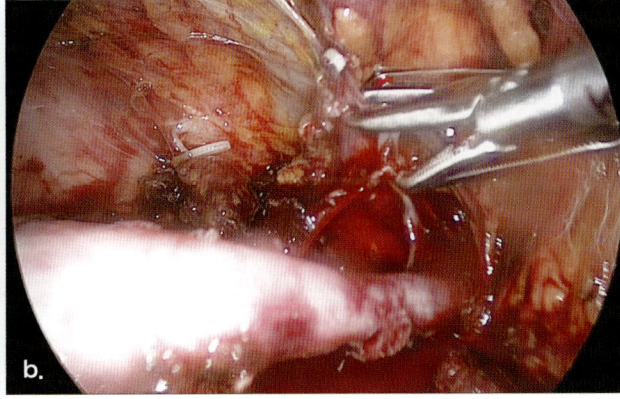

図21　クリップによる止血
a：左腎静脈損傷部位をクリッピング（損傷部位は拡大しており，クリッピングは2箇所行った）．
b：2つのクリップの間から出血は持続．

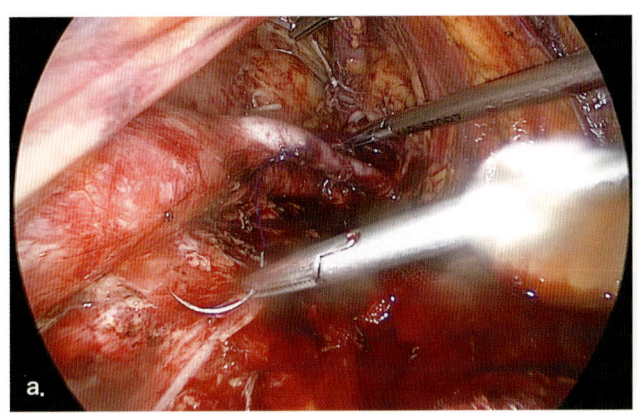

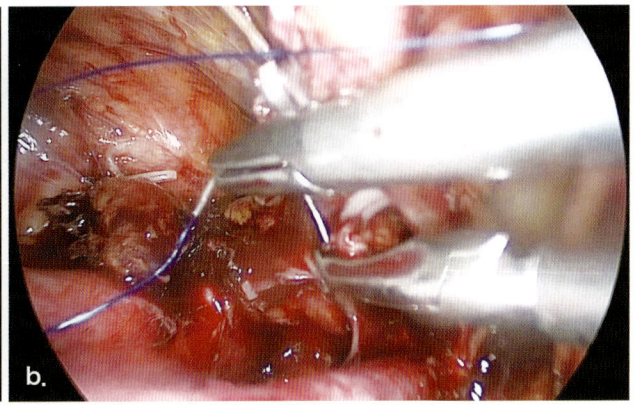

図22　損傷部位への運針
a：出血点を左手鉗子で押さえながら右手の持針器のみで針の角度を調整，把持する．
b：2つのクリップの間に正確に4-0プロリンを刺入する．

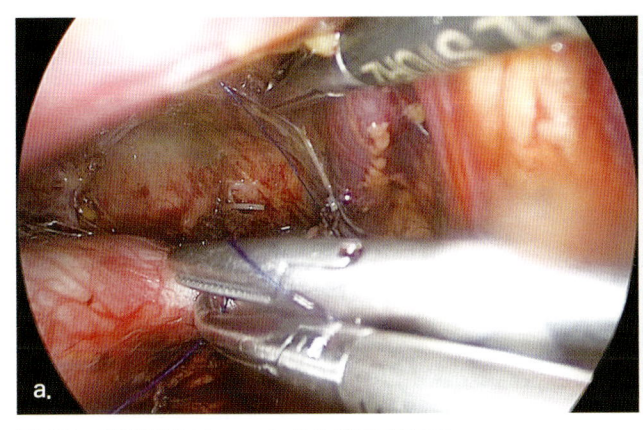

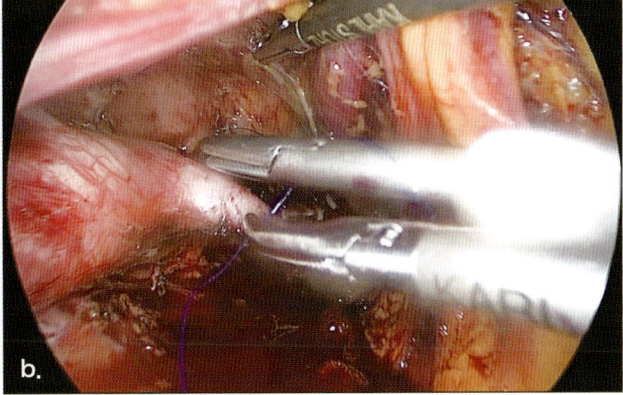

図23　持針器にlong tailを巻き付ける
a：お互いの鉗子は重なるほど近接しているが，持針器にlong tailを巻き付けることは十分に可能である．
b：short tailを持針器で把持し，knotを形成．

ることに留意しなければならない．

　出血点を左手鉗子で押さえ，一時止血を行ったのち，後腹膜腔に挿入した4-0プロリンを持針器のみで針の角度を調整し把持．そののちに2つのヘモクリップ間に正確に針を刺入した．図からもわかるように鉗子間距離はほぼゼロで鉗子が重なるような動きをするため，干渉を避けながら鉗子を動かさなければ静脈に挿入した針にて損傷をむしろ拡大する可能性がある（図22）．このような状況下でも我々が行うP-loop法は非常に有効で，long tailを持針器に平行に配置し，持針器をピストン運動，補助鉗子を円運動することで結紮を完成させ，止血を行うことが可能であった（図23，図24）．

第4章　腹腔鏡下縫合結紮

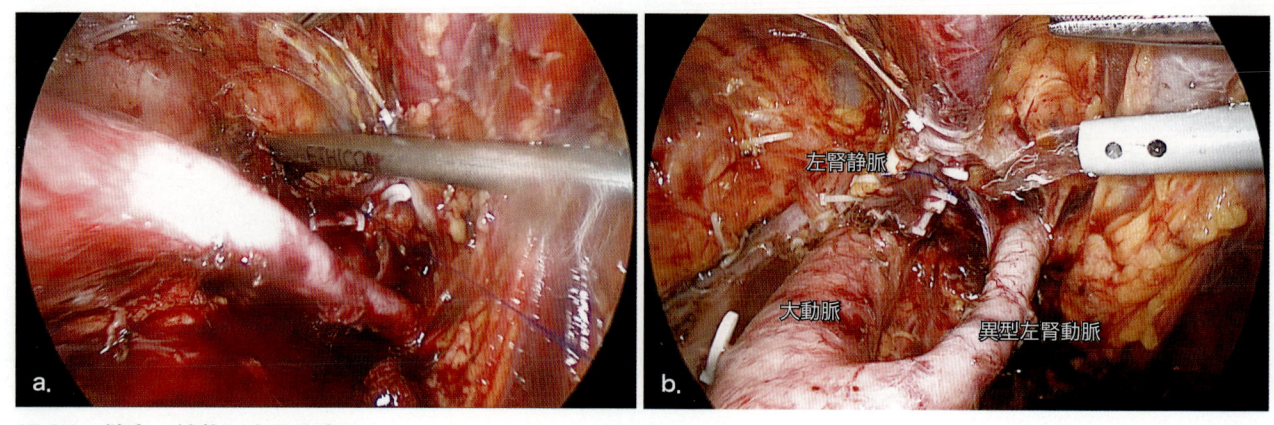

図24　縫合・結紮による止血
a：2つのクリップの間に正確に結紮を行い，止血できていることがわかる．
b：止血終了時点．

　腹腔鏡下手術における止血操作は圧迫，焼灼，縫合結紮である．最近の腹腔鏡下手術器具の進歩に伴い，縫合結紮の必要性は低くなっているのかもしれない．しかし，このような非常に狭い，かつ鉗子間距離がない状況での縫合結紮では正確な運針，結紮が止血の成否を決定する．日頃から厳しい鉗子の配置での結紮，縫合のトレーニングを行うことが必要である．

著者紹介

金尾　祐之（かなお　ひろゆき）
がん研有明病院　婦人科　副部長

【職　歴】
1997 年 3 月　大阪大学医学部卒業
1997 年 4 月　大阪大学医学部産婦人科教室入局
1997 年 4 月～1998 年 5 月　大阪大学産婦人科　研修医
1998 年 6 月～2000 年 5 月　大阪労災病院産婦人科
2000 年 6 月～2003 年 3 月　大阪大学産婦人科
2003 年 4 月～2004 年 3 月　大阪大学産婦人科　助手
2004 年 4 月～2014 年 9 月　倉敷成人病センター婦人科　医長
2014 年 10 月～2016 年 8 月　がん研有明病院婦人科　医長
2016 年 9 月から現職

【資　格】
日本産科婦人科学会専門医
日本産科婦人科内視鏡学会技術認定医
日本内視鏡外科学会技術認定医
日本婦人科腫瘍専門医
日本臨床細胞診専門医
日本産科婦人科内視鏡学会幹事・評議員
日本婦人科腫瘍学会評議員
日本内視鏡外科学会教育委員
婦人科悪性腫瘍研究機構（JGOG）子宮頸がん委員
日本産科婦人科内視鏡学会ガイドライン委員　など

解剖学的視点で解き明かす 女性骨盤手術

2016 年 9 月 10 日　第 1 刷発行	著　者　金尾祐之
2017 年 2 月 10 日　第 2 刷発行	発行者　小立鉦彦
	発行所　株式会社 南江堂
	〒113-8410　東京都文京区本郷三丁目42番6号
	☎（出版）03-3811-7236　（営業）03-3811-7239
	ホームページ http://www.nankodo.co.jp/
	印刷・製本 日経印刷
	装丁　BSL

Surgical Strategy Based on a Detail Pelvic Anatomy
© Nankodo Co., Ltd., 2016

定価はカバーに表示してあります．
落丁・乱丁の場合はお取り替えいたします．

Printed and Bound in Japan
ISBN978-4-524-25474-3

本書の無断複写を禁じます．

JCOPY 〈(社)出版者著作権管理機構 委託出版物〉

本書の無断複写は，著作権法上での例外を除き禁じられています．複写される場合は，そのつど事前に，(社)出版者著作権管理機構（電話 03-3513-6969，FAX 03-3513-6979，e-mail: info@jcopy.or.jp）の許諾を得てください．

本書をスキャン，デジタルデータ化するなどの複製を無許諾で行う行為は，著作権法上での限られた例外（「私的使用のための複製」など）を除き禁じられています．大学，病院，企業などにおいて，内部的に業務上使用する目的で上記の行為を行うことは私的使用には該当せず違法です．また私的使用のためであっても，代行業者等の第三者に依頼して上記の行為を行うことは違法です．

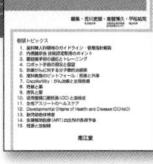

産科婦人科疾患 最新の治療 2016-2018

編集
吉川史隆
倉智博久
平松祐司

産科婦人科領域の最新情報と治療方針を疾患別にコンパクトに解説．巻頭トピックスでは，注目テーマをレビュー．各論では日常診療の指針となる治療の実際を解説し，具体的な処方例も紹介．パソコンや各種デバイスで読めるオンラインアクセス権（bookend版）付．

■B5判・366頁　2016.2.　ISBN978-4-524-25849-9
定価（本体8,500円＋税）

巻頭トピックス

1. 産科婦人科領域のガイドライン・管理指針解説
   産婦人科診療ガイドライン（産科編／婦人科外来編）／ホルモン補充療法ガイドライン／乳房疾患臨床管理指針／女性下部尿路症状（FLUTS）診療ガイドライン
2. 内視鏡学会技術認定取得のポイント
3. 腹腔鏡手術の適応とトレーニング
4. ロボット手術の現況と展望
5. 卵巣がんに対する分子標的治療薬
6. 産科救急のピットフォール：妊娠と外傷
7. Oncofertility：がん治療と生殖医療
8. 妊娠と薬
9. 授乳と薬
10. 低用量経口避妊薬（OC）と血栓症
11. 女性アスリートのヘルスケア
12. Developmental Origins of Health and Disease（DOHaD）
13. 胎児染色体検査
14. 生殖補助医療（ART）出生児の長期予後
15. 妊娠と放射線

内視鏡下縫合・結紮手技トレーニング

これから内視鏡下手術を始める，手技のレベルアップを図る外科医に最適の一冊．

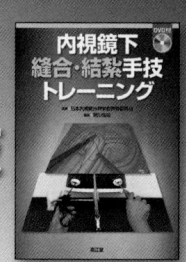

監修　日本内視鏡外科学会教育委員会
編集　黒川良望

日本内視鏡外科学会主催の内視鏡下縫合・結紮手技講習会での講習内容をベースとした，同手技の基本を学べる実践書．トレーニング法から実際の手術における臓器別・術式別の縫合・結紮の方法や注意点までをまとめた．付録DVDには各術者の手技の実際と，手元の動きと術野の動きを連動したトレーニング法を収録．

■B5判・118頁　2016.7.　ISBN978-4-524-25855-0
定価（本体8,500円＋税）

単孔式内視鏡手術
基本テクニックとその応用

"TANKO"が，手にとるようにわかりやすく！
導入のための基礎知識からスキルアップまで

単孔式内視鏡手術研究会［監修］
木村泰三　森　俊幸　岡島正純［編集］

原則として1ヵ所の皮膚切開（主に臍部）から手術を行う単孔式内視鏡手術について，スムーズな手術操作や術野確保の工夫，新たに単孔式手術を導入するにあたっての前臨床トレーニングや，実際の手術症例も多数提示．また，より手術創を少なく，小さくする"reduced-port surgery"の理念に沿い，補助的に細径トロッカー等を用いた手技も解説．単孔式手術を代表とする低侵襲手術手技の最先端が視覚的に理解できる．

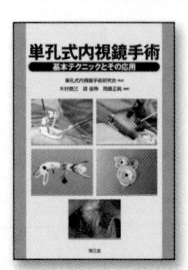

■A4判・252頁　2012.10.
ISBN978-4-524-26465-0
定価（本体12,000円＋税）

外科学の原典への招待

Invitation to the Original Articles for Major Achievements in Surgery

［編集主幹］
國土典宏
Norihiro Kokudo

［編集］
臨床雑誌『外科』編集委員会

臨床雑誌『外科』の好評連載を書籍化．よく知られる手術や治療，疾患概念の多くは，高名な医学者の1～2篇の論文に基づいており，その後の関連領域の論文にも必ず引用されているが，そのオリジナル論文（原典）を読む機会はほとんどない．著者の人物紹介や論文の意義，エピソードなども取り上げ，原典を読みものとして紹介．

■B5判・262頁　2015.4.
ISBN978-4-524-25799-7
定価（本体5,000円＋税）

南江堂　〒113-8410 東京都文京区本郷三丁目42-6　（営業）TEL 03-3811-7239　FAX 03-3811-7230